U0114033

经方拍案

张立山 著

全国百佳图书出版单位
中国中医药出版社
·北京·

图书在版编目（CIP）数据

经方拍案 / 张立山著 . —北京：中国中医药出版社，2023.7
ISBN 978-7-5132-8140-9

Ⅰ．①经… Ⅱ．①张… Ⅲ．①经方－汇编 Ⅳ．① R289.2

中国国家版本馆 CIP 数据核字（2023）第 076630 号

中国中医药出版社出版

北京经济技术开发区科创十三街 31 号院二区 8 号楼
邮政编码　100176
传真　010-64405721
河北新华第二印刷有限责任公司印刷
各地新华书店经销

开本 710×1000　1/16　印张 12.25　字数 175 千字
2023 年 7 月第 1 版　2023 年 7 月第 1 次印刷
书号　ISBN 978 - 7 - 5132 - 8140 - 9

定价　49.00 元
网址　www.cptcm.com

服 务 热 线　010-64405510
购 书 热 线　010-89535836
维 权 打 假　010-64405753

微信服务号　zgzyycbs
微商城网址　https://kdt.im/LIdUGr
官 方 微 博　http://e.weibo.com/cptcm
天猫旗舰店网址　https://zgzyycbs.tmall.com

如有印装质量问题请与本社出版部联系（010-64405510）

自　序

《伤寒杂病论》详于论述治疗，略于阐释理论。后世学者著书立说，揣摩医圣之意，尝试多方解惑，试图还原仲景思想，其精神可嘉，但时至今日，难有一种学说被学界公认。因之笔者曾感慨道"都言仲景是圣人，皆因伤寒意蕴深。薄薄一本伤寒论，难倒多少读书人"。

但经方应用千载，依旧光芒难掩，被后世奉为圭臬，至今无有逾越者。不独古方可治今病，更有学者谓"六经可钤百病"。

余幼年家境贫寒，尚俭而崇简。恩师武维屏教授反复教导，临证当以辨证论治为先，处方应以小方精准为要。故临证开方，总以十二味为底线。经方药简效优，颇合己意。故从业以来，每遇患者，能以经方治疗，则不虑他方。对仲景亦步亦趋，遵仲景之说，采众家之长，临证反复揣摩得失，记录医案，积攒起来，供总结检视。

今将一部分医案整理成书，还原当时思路，也供同道指正。辨证方法以胡希恕老师六经八纲辨证体系为主，案例多以经方原方为多。病案难说新奇，无非个人对学用经方的一点体会而已。但敝帚自珍，毕竟每一个病案都是自己亲身治疗，然后记录治疗过程的。疗效没有夸大，文字尽量朴实，正如老子曰"不欲琭琭如玉，珞珞如石"。昔日东坡有"乱石穿空，惊涛拍岸"之佳句，遂仿其音，名之为《经方拍案》。

> 一案一例皆自我，观其脉证细琢磨。
>
> 亦步亦趋师仲景，理法悉遵圣人说。

真诚希望广大同道批评指正，以期共同进步，推动经方医学的发展，让经方造福更多患者，也特别感谢刘观涛师兄以及各位编辑朋友在本书出版过程中给予的大力支持。

2023 年 4 月 17 日张立山于竹雨轩

目 录

第一节
身痛恶风属小疾，因何覆杯症未愈

桂枝汤

《伤寒论》第 12 条："太阳中风，阳浮而阴弱，阳浮者，热自发，阴弱者，汗自出，啬啬恶寒，淅淅恶风，翕翕发热，鼻鸣干呕者，桂枝汤主之。"

第 13 条："太阳病，头痛，发热，汗出，恶风，桂枝汤主之。"

第 53 条："病常自汗出者，此为荣气和，荣气和者，外不谐，以卫气不共荣气谐和故尔。以荣行脉中，卫行脉外，复发其汗，荣卫和则愈，宜桂枝汤。"

第 54 条："病人脏无他病，时发热、自汗出而不愈者，此卫气不和也。先其时发汗则愈，宜桂枝汤。"

第 95 条："太阳病，发热、汗出者，此为荣弱卫强，故使汗出。欲救邪风者，宜桂枝汤。"

桂枝汤共五味药，可分为桂枝、白芍调和营卫，生姜、大枣健胃滋液，有人称姜枣二味药为小桂枝汤。炙甘草调和诸药，益气和中。

总览此方，正如曹颖甫先生所云"治胃肠虚弱之外感"，从《伤寒论》《金匮要略》桂枝汤相关条文看，很多条文反复提到汗出，因此本方治疗感冒，必为有汗之人，或最初无汗，经服西药或中成药后有汗而感冒未愈者。

辨证眼目为汗出恶风，即有汗，但恶风明显。脉象细滑，或浮缓。

年轻患者当无弦象。若兼弦，当考虑是否合并少阳或夹水饮。

本方非发汗之方，仲景明言桂枝本为解肌，若要得汗，药后需喝粥覆被。

本方于呼吸疾病多用于治疗感冒，属于风寒外袭、汗出恶风之太阳中风证，于六经八纲理论中属于表阳证者。

若伴见咽痒，多可不必加减，若有咽痛，当明辨是否合病少阳，若咽红，且咽痛，考虑太阳少阳合病，轻者可于桂枝汤基础上加桔梗或连翘，重者可合用小柴胡汤。

病案：

白某，男，76 岁。

初诊：2012 年 3 月 12 日。

主诉：周身酸痛 1 天。

昨日受凉后周身酸痛，无发热，汗出，服感冒清热颗粒。

刻下：周身酸痛，汗出乏力，恶风，唇干，无咽痛，二便调。舌胖淡，苔白，脉细滑。

受凉后汗出恶风，身痛乏力，太阳表虚证，施桂枝汤原方。

桂枝 10g　白芍 10g　生姜 15g　大枣 10g

炙甘草 6g

3 剂。嘱汤药日服 4 次，服药后喝粥。

二诊：2012 年 3 月 19 日。

诉服上药第 2 剂症解。

受凉后汗出恶风，身痛乏力，为太阳表虚证，施桂枝汤原方，两剂症解，追问患者，每日药服 3 次，未喝粥，故未完全遵仲景法，倘能严格依照伤寒论原法服药，应当日症解。

第二节
外感咳嗽用何方，奥秘仲景句中藏

桂枝加厚朴杏子汤

《伤寒论》第 18 条：“喘家作，桂枝汤加厚朴杏子佳。”

《伤寒论》第 43 条：“太阳病，下之微喘者，表未解故也，桂枝加厚朴杏子汤主之。”

“喘家作，桂枝汤加厚朴杏子佳”，其意为喘家，即如慢性支气管炎患者，或支气管哮喘患者等，经常反复发作咳喘的患者，除受凉出现外感表现，如恶风寒，流涕，周身不适等，原有之喘息必然发作或加重，此时用桂枝加厚朴杏子汤，用桂枝汤以解肌发表，加厚朴、杏仁可助平喘。其平喘之由，一方面，厚朴、杏仁均能调气，降气以平喘；另一方面，喘家多有宿痰，而厚朴、杏仁均兼有化痰除饮之功。

“太阳病，下之微喘者，表未解故也，桂枝加厚朴杏子汤主之”，此条说明既往无慢性咳喘病史之患者，感冒后治疗不当，出现感冒未愈，而又现气喘胸闷，可直接用桂枝加厚朴杏子汤解决。

结合两条条文，我认为桂枝加厚朴杏子汤治疗的喘证患者之喘息症状并不剧烈，或既往老慢支、慢阻肺患者受凉后喘息复作，或因感冒误治而气短新发，然多不至于喘息不得卧或喉中哮鸣如吼之地步。

病案：

李某，女，47 岁。

初诊：2017 年 03 月 09 日。

主诉：咳嗽一个月。

一个月前感冒后咳嗽，服哮喘宁颗粒好转，现时咳嗽，遇冷风易作，痰少色白质黏，咽无不利，大便正常，月经正常，平素畏寒，口干喜温水。舌胖淡，苔薄，脉细。

畏寒，咳嗽，发于感冒后，遇冷风易作，表未尽解，仍属太阳病，可考虑桂枝加厚朴杏子汤，《伤寒论》虽然提到该方治疗喘证，但本患咳嗽与桂枝加厚朴杏子汤证病机相同。

痰黏口干，阳明有热，加石膏清热解凝。

桂枝 10g　白芍 10g　生姜 15g　大枣 10g

炙甘草 6g　苦杏仁 10g　姜厚朴 10g　生石膏 20g

7 剂，免煎颗粒

二诊：2017 年 3 月 23 日。

咳嗽明显减轻，唇干，有时口苦，病愈六七分，闻异味，遇冷偶咳，大便正常。舌淡暗，苔润，脉细滑。

咳嗽大减，方证准确。

舌暗，加当归化瘀止咳。

前方加当归 10g，14 剂，免煎颗粒。

第三节
汗出恶风病咳喘，表证阴阳仔细辨

桂枝加附子汤

《伤寒论》第 20 条："太阳病，发汗后，遂漏不止，其人恶风，小便难，四肢微急，难以屈伸者，桂枝加附子汤主之。"

太阳病发汗过多，阳气随津液外脱，阳气者，精则养神，柔则养筋。津气亡失，故四肢微急，难以屈伸。

表虚不固，外邪易侵，因此呼吸系统疾病中一些过敏性疾病可见桂枝加附子汤证。

此类患者多有汗出恶风之桂枝汤证，但脉象沉细，且畏寒肢冷，遇冷风则流涕喷嚏，甚至咳喘，此时可予桂枝加附子汤。

按六经八纲理论，此方当属于表阴证之少阴方。

若出现咳喘，考虑有微饮内停，可仿桂枝加厚朴杏子汤之例，在桂枝加附子汤基础上再加厚朴、杏仁以化饮利气。

病案：

辜某，女，30 岁。

初诊：2009 年 8 月 13 日。

主诉：咳嗽 3 个月。

既往有哮喘史。近 3 个月来凌晨 2～3 点咽痒，咳嗽咳痰，初始微黄后色白，质稀，活动后气喘，至早 7～8 点后缓解，吹空调后咳白痰，恶风寒，汗出，口不干，不苦，大便可，曾服用两位医师中药汤剂近一个月，未效，舌淡红，苔薄，脉沉弦。

汗出恶风，咳痰白稀，脉沉而弦，当属少阴病兼有里饮。

无汗可选择麻黄附子细辛汤。

因本患有汗，则用桂枝加附子汤。

因患者咳嗽气喘，再仿桂枝加厚朴杏子汤，方以桂枝加附子汤再加厚朴杏子降气化饮。

桂枝 10g　白芍 10g　生姜 10g　大枣 10g

炙甘草 6g　厚朴 10g　杏仁 10g　炮附片 6g（先煎）

5 剂

二诊：2009 年 8 月 17 日。

痰量明显减少，偶有黄痰，气喘减轻，症状减半，口和，小便黄，大便不成形，舌淡红，苔薄黄，脉沉弦。

5 剂而症状减半，说明方证对应。

因痰黄，尿黄，出现里热证，故前方加白薇、龙骨、牡蛎以清热。取二加龙骨汤之意。

桂枝 10g　白芍 10g　生姜 10g　大枣 10g

炙甘草 10g　厚朴 10g　杏仁 10g　炮附片 6g（先煎）

白薇 12g　生龙牡各 15g（先煎）

5 剂

第四节
升阳举陷治不效，胸闷咳嗽治从表

桂枝去芍药汤

《伤寒论》第21条："太阳病，下之后，脉促胸满者，桂枝去芍药汤主之。"

第21条提到桂枝去芍药汤可以治疗胸满，一些患者以胸闷气短来呼吸科求治，西医胸片及肺功能、心脏各项检查均正常，诊断为可疑哮喘，这种症状多以遇冷及进食后明显，大便易溏，可考虑用桂枝去芍药汤治疗。

病案：

贺某，男，43岁。

初诊：2018年12月13日。

主诉：咳嗽1个月。

进食后尤其肉食后，心下痞，大便日2次，偶有晨起口苦。舌胖暗，苔薄白，脉沉细滑。

患者形瘦面黄，为山东航空职员，一年前曾因"咳嗽，胸闷"就诊，服升陷汤、黄芪建中汤获效。

舌胖脉沉，进食心下痞，大便频，太阴病。

晨起口苦，病涉少阳。

之前升陷汤有效，再依前法，升举大气为主。

予升陷汤加焦山楂消导。

生黄芪15g 知母10g 升麻10g 桔梗10g

柴胡 6g　焦山楂 10g

14 剂（自煎）

二诊：2018 年 12 月 27 日。

病无变化，受凉易咳，气道痒，胸憋，少痰，纳可。大便日 2 次。舌淡暗，苔薄，脉细滑。

受凉易咳，中焦虚弱，表虚之证。

自觉胸憋，与《伤寒论》第 21 条"太阳病，下之后，脉促胸满者，桂枝去芍药汤主之"中胸满相类似，虽然没有误下，但患者脾胃偏弱，大便次频，与误下病机类似。

此患者有表虚外证，且有胸满，可予桂枝去芍药汤一用。

桂枝 10g　生姜 10g　大枣 10g　炙甘草 6g

14 剂（免煎颗粒）

三诊：2019 年 1 月 10 日。

诉服药 2～3 天后咳止，胸憋已。大便正常，偶口干。舌暗尖红，苔滑，脉细滑。

服药 2 天咳止，说明药证相应。

已有口干，有化热之象，加连翘清热。

前方加连翘 10g

14 剂（免煎颗粒）

桂枝去芍药加蜀漆牡蛎龙骨救逆汤

《伤寒论》第 112 条："伤寒脉浮，医以火迫劫之，亡阳，必惊狂，卧起不安者，桂枝去芍药加蜀漆牡蛎龙骨救逆汤主之。"

本方可看作是桂枝甘草龙骨牡蛎汤加味，因此六经辨证属于太阳太阴阳明合病之方。

亦可看作桂枝去芍药汤之加味，故可见胸闷之症。

方中蜀漆、龙骨、牡蛎均能化痰，因此本方较桂枝去芍药汤痰饮为盛，病涉太阴。

"惊狂，卧起不安"，说明本方适用的患者有神志问题，易出现惊惕、睡眠不安等。

对于呼吸患者伴见咯痰、胸闷、惊惕、眠差等时可考虑此方，当然前提是六经辨证吻合。

病案：

冯某，男，65 岁。

初诊：2020 年 11 月 24 日。

形体适中，面色淡黄，去年 6 月体检发现肺结节，今年 1 月复查，双肺多发小微结节，考虑良性可能大，肺气肿，双肺间质性改变。肿瘤标志物阴性。

近来觉痰深难以咯出，量不多，剧烈运动气喘，大便易溏，时有莫名腹泻，小便可，口和，入睡难，且眠浅不实。舌胖淡，苔薄腻，脉浮弦。

有痰，易腹泻，苔腻，脉弦，内有痰饮，太阴病。

脉浮，有外证。

综合考虑考虑太阳太阴合病。

结合睡眠不实，胸闷气喘，符合桂枝去芍药加蜀漆牡蛎龙骨救逆汤证，加党参健中。

桂枝 10g　生姜 10g　大枣 10g　炙甘草 6g

生龙骨 30g　生牡蛎 30g　清半夏 10g　党参 10g

14 剂，水煎服，日 1 剂

二诊：2020 年 12 月 15 日。

诉服药 1 周后症状明显改善。呼吸畅，痰变浅，轻咳即出，服药前两天仍有腹泻，之后未再腹泻。睡眠较前改善，眠深，午睡 2 小时，晚间可睡 6～7 小时。口和。舌胖暗，苔薄腻，脉浮弦。

方证对应，效如桴鼓，效不更方。

前方 14 剂水煎服

按语：本患因内有痰饮，且睡眠不安，初本拟予健脾化痰安神之十味温胆汤加减。后来因其脉浮，虑有外证，弦则痰饮之象，结合近来咯痰，常莫名腹泻，舌苔腻，料其本有痰饮于内，近复感风寒于外。

外证可选桂枝汤，因有气喘，芍药非所宜，故用桂枝去芍药汤，而入睡困难，加龙骨、牡蛎，安神定志而化痰饮。遂拟桂枝去芍药加蜀漆牡蛎龙骨救逆汤，蜀漆以半夏代替，加党参以强太阴。药后果真痰浅易出，呼吸大畅，且睡眠改善。

第六节
气喘胸闷病迁延，六经辨证治非难

桂枝加芍药汤、桂枝加大黄汤

《伤寒论》第 279 条："本太阳病，医反下之，因尔腹满时痛者，属太阴也，桂枝加芍药汤主之；大实痛者，桂枝加大黄主之。"

这两个方子虽然出现在太阴病篇，但从六经辨证而言，桂枝加大黄汤是太阳阳明合病之方。仲景用芍药多因腹痛，所以桂枝加芍药汤可用于一些外感患者，属于中风表虚而又有腹痛、大便不干者。

一些儿童常有莫名腹痛，容易感冒，桂枝加芍药汤是一种选择。我在与基层医师交流之时，他们治疗儿童腹痛，用此方多效。而桂枝加大黄汤则可用于既有感冒又有大便干者，即恶风寒、喷嚏流涕，而大便偏干，一些过敏性鼻炎患者大便干结也可选择此方。

病案：

刘某，女，32 岁。

初诊：2015 年 6 月 24 日。

主诉：气喘胸闷 3 个月。

3 个月来气喘胸闷，喉中哮鸣，有痰难出，咽中异物感，发作时耳痛、颈痛，胸背及腋下痒，无皮疹，每晚 9 点后，能自行缓解，曾于省立医院就诊，胸片正常，考虑哮喘，予孟鲁斯特，茶碱，西替利嗪，头孢地尼，信必可，患者未服。

现气喘，痰难出，偶有白沫痰，口干，大便 3～4 日 1 行，不干，纳可，眠安，经服射干麻黄汤、四逆散合桃核承气汤，仍晨起胸闷，约持续一小时后缓解，大便日一行，偏干，便前腹痛，左太阳穴痛，晨起清涕，舌胖淡红，苔薄黄，脉细滑小弦。

晨起清涕、头痛，太阳表证。

大便偏干，腹痛，阳明里证。

气喘胸闷，既与太阳表证未解，肺失宣降有关，也可能与阳明里实、腑气不通有关。

太阳阳明合病，腹痛，予桂枝加大黄汤。

桂枝 10g　白芍 20g　生姜 15g　大枣 10g

炙甘草 6g　生大黄 6g

7 剂

二诊：2015 年 7 月 1 日。

药后胸闷缓解，周日进食过多后胃痛，轻泻，现晨起流涕及头痛已，胃胀痛，舌淡红，苔薄，脉细滑。

胸闷、流涕、头痛、气喘缓解，说明方证对应。

饮食不节，胃痛便溏，病转太阴。

无阳明里实，故去大黄。

太阴里虚，加枳实、白术理气和胃。

6 月 24 日方去生大黄，加炒枳实 10g、炒白术 10g。

7 剂

第七节
胸闷咳嗽治不易，抓住主症奏效奇

桂枝生姜枳实汤

《金匮要略·胸痹心痛短气病脉证治》："心中痞，诸逆，心悬痛，桂枝生姜枳实汤主之。"

本方为太阴方，方由桂枝、生姜、枳实三味组成，功能化饮降逆。

临床可见胸中痞满、咳嗽，慢性咳嗽患者会见到该方证。

本方证的突出症状特点就是心悬，即心如悬起一样，至于痛与否，倒不一定。

与苓桂术甘汤证、奔豚汤证相比，都可见气逆之症，都可出现胸闷咳喘，且从病理因素都有痰饮。

方证区别还是从仲景原文中探求，桂枝生姜枳实汤证以胸闷、心悬痛、心悸等上焦表现为主。

苓桂术甘汤证冲逆自中焦而来，咳喘较剧，常伴眩晕。

而奔豚汤证气从少腹上冲，自下焦而来，且发作突然，症状剧烈，但缓解亦快，呈现发作性的特点。

病案：

边某，女，60 岁。

初诊：2015 年 1 月 15 日。

患者诉胸闷咳嗽 5 个月，于外院多次就诊，阜外医院各项检查除外心脏疾患，上月于我院查胸 CT 示：轻度肺间质改变。予左氧氟沙星口服效果不佳。

刻下：时见胸闷，咳嗽，干咳少痰，无咽中不利，气道不适，每次发作时自觉心下气冲，心脏悬起来，即发胸闷咳嗽，烦躁。平素畏热，口苦，汗出，面色淡黄。大便正常，小便易失禁，舌胖暗，苔薄黄，脉右细弦，左沉细。

脉单侧偏弦，水饮之象。

心下气冲，心悬，水饮上冲之征。

《金匮要略·胸痹心痛短气病脉证治》中云"心中痞，诸逆，心悬痛，桂枝生姜枳实汤主之"，胸闷有类心中痞，心下气冲而似诸逆，心脏悬正是心悬痛之描述，故当为桂枝生姜枳实汤证。

而胸闷、气道不适、畏热、汗出口苦，属阳明病之栀子豉汤证。

故予桂枝生姜枳实汤合栀子豉汤。

枳实 10g　桂枝 10g　生姜 15g　炒山栀 10g

淡豆豉 10g

7 剂

二诊：2015 年 1 月 22 日。

诉服药第一剂后胸闷、咳嗽即止，连续 4 天无症状，前日咽中不利，堵闷，胸闷欲咳，无心悬感，大便正常，口苦。舌胖暗，苔薄，右寸实弦滑，左细滑。

药后症状速退，证明辨证当确。

然近两日症状反复，结合脉象，右寸弦滑，咽喉堵闷，应为复感外邪、内有里饮之半夏厚朴汤证。

故前方加清半夏 15g，苏叶 6g，茯苓 12g，厚朴 10g。

咽中不利，口苦，属少阳柴胡证。

取小柴胡汤、半夏厚朴汤合桂枝生姜枳实汤。

柴胡 12g　黄芩 10g　清半夏 15g　生姜 10g

大枣 10g　炙甘草 6g　厚朴 10g　苏叶 6g

茯苓 12g　桂枝 10g　枳实 10g

7 剂

三诊：2015 年 2 月 12 日。

已无心颤，口干，仍有胸中不适感，但非常轻微，咽喉有痰，心下痞，口苦不甚，取柴朴汤合橘枳姜汤善后。

枳实薤白桂枝汤

《金匮要略·胸痹心痛短气病脉证治》："胸痹，心中痞，留气结在胸，胸满，胁下逆抢心，枳实薤白桂枝汤主之，人参汤亦主之。"

枳实薤白桂枝汤属太阴方，治疗有痰饮内阻，且有气逆的患者。

与茯苓杏仁甘草汤证和橘枳姜汤证相比，枳实薤白桂枝汤证气逆明显。方中桂枝、枳实都有降逆之效，而厚朴、枳实行气力强。

胸满气逆，呼吸疾病中就容易见到此类患者。原方有瓜蒌、薤白，有瓜蒌薤白剂的意味，说明本方偏重治痰。

苓桂术甘汤证也可以出现胸满咳嗽，且有冲逆表现，但苓桂术甘汤证气冲是从心下，不是胁下，两者部位不同。

奔豚汤证则见气冲从脐下，个别可以是从胸骨后，但也不是胁下气冲。苓桂术甘汤证与奔豚汤证均可出现胸满症状，但均为冲逆时伴胸满，而枳实薤白桂枝汤证胸满可为持续性。

病案：

孙某，男，64 岁。

初诊：2014 年 7 月 29 日。

咳嗽半年，半年来咳嗽不止，于胸科医院就诊，CT：双侧胸膜钙化。服西药抗生素及止咳药之效。

刻诊：阵发性咳嗽，痰出咳止，胸中气满，觉气喘，上冲感，大便基本成形，小便可，纳一般，眠安，口干。舌淡红，苔薄腻，脉弦滑。

2010 年及今年曾查双侧胸水，2 月于胸科医院怀疑结核性胸膜炎，予抗结核治疗。

阵发作咳，胸中气满，气喘上冲，苔腻脉弦滑，太阴痰饮之象。

虽无胁下逆抢心，但胸中气满，且觉气逆，与枳实薤白桂枝汤条文相类，加半夏降逆化痰。

枳实 10g　薤白 10g　清半夏 15g　桂枝 6g

厚朴 10g　瓜蒌 30g

7 剂

二诊：2014 年 8 月 5 日。

服药至第四剂时咳嗽减轻，痰量减少，今晨痰量有增，色白泡沫样，大便软，时溏，小便频，口干苦，舌暗，苔薄腻，脉弦滑。

服药症减，药证对应。

口干苦，现少阳证，合小柴胡汤。

前方加柴胡 12g，黄芩 10g，生姜 15g，大枣 10g，炙甘草 6g，党参 10g，7 剂。

三诊：2014 年 8 月 12 日。

咳嗽痰量明显减少，气逆感减轻，气喘明显改善，仍口渴，时口苦，纳谷不馨，大便日 4 次，不成形，小便可，眠安，病减少七成，患者诉早来看中医就好了，免受半年咳嗽气满之苦。近 10 天两体侧两胁部、双上肢外侧有抓痕，瘙痒，舌淡红，苔薄腻，脉弦滑。

病症大减，方证相合。

两侧抓痕瘙痒，仍属少阳，二诊合入小柴胡汤正确，且瘙痒亦可能为邪气外达之象。《金匮要略》中描述枳实薤白桂枝汤证有"胁下逆抢心"之说，胁下亦似少阳之位，今患者无胁下逆抢心，而有胁部瘙痒，口干苦，结合二诊合入小柴胡汤后症状改善明显，故考虑合并少阳证正确。

仍口渴，瘙痒，加蝉衣、芦根止痒清热。

大便次频，不成形，桂枝增量增强温中化饮之力。

前方加蝉衣 6g，芦根 15g，桂枝改为 10g，7 剂。

厚朴七物汤

《金匮要略·腹满寒疝宿食病脉证治》："病腹满，发热十日，脉浮而数，饮食如故，厚朴七物汤主之。"

本方为小承气汤合桂枝去芍药汤，为太阳阳明合病之方。

宿有阳明内结，复感外邪所致的发热，应用本方可取速效。

注意本条文第一句就言腹满，可见本症在辨别本方时十分重要。方中厚朴量最大，用到八两之多，也是行气除满之意。临证若无腹满，若六经辨证符合，也可应用本方。

本方治在通腑气而非泻下，对于一些腹满食滞患者大黄量大，亦无泄泻之偏。

病案：

患者殷某，女，78岁。

初诊：2021年9月16日。

主因"间断咳嗽咳痰、喘憋4年，加重2周"于2021年9月14日入院。

患者4年前无明显诱因出现咳嗽、咳痰伴喘憋，无发热，无胸闷胸痛，就诊于安贞医院，考虑慢阻肺、肺心病，经抗感染、利尿等对症治疗后好转。此后症状间断发作，未系统诊治。

2周前无明显诱因出现咳嗽咳痰、喘憋加重，胸背部酸痛，于社区医院查血常规、超声心动，诊断为"慢性支气管炎急性发作、冠心病"，予抗感染、抗血小板聚集、降脂等对症治疗后，自觉改善不明显，就诊于我院心内科，行冠脉CT考虑冠心病、不稳定心绞痛，经抗板、抗凝、降脂等对症治疗后，胸背部酸痛好转，仍有间断咳嗽咳痰、喘憋，遂就诊于我科。

刻下症见：体胖，间断咳嗽、咳痰，痰白质黏易咯出，量少，无咳血，喘憋，动则发作，夜间可平卧，胸痛，头痛，肩背部疼痛不适，汗出，畏寒，午后发热，口干，不苦，乏力，纳差，无腹胀，无恶心呕吐，眠差，需艾司唑仑辅助睡眠，小便不利，小便频，自觉排尿不畅，大便干，3日1行。平素性情急躁。舌胖暗，苔黄腻，脉浮弦滑。

畏寒背痛，头痛胸痛，病属太阳。

口干痰黏，大便秘结，阳明内结。

纳差，往来寒热，急躁，少阳见症。

故本患病程虽久，仍在三阳，拟三阳合治。

便秘，脉浮，舌苔黄腻，阳明积滞，内有腑实，且感受外邪，属太阳阳明合病之厚朴七物汤。

少阳病予小柴胡汤。

加石膏清阳明里热。

姜厚朴 24g　炙甘草 6g　生大黄 6g　桂枝 6g

生姜 15g　大枣 10g　枳实 15g　北柴胡 24g

黄芩 10g　清半夏 10g　生石膏 30g

7剂，免煎颗粒

二诊：2021年9月23日。

查房时患者一改上周看病时一脸急躁烦闷之状，喜笑颜开，诉服用上方后诸症好转，咳喘、肩背痛、胸痛均缓解，食欲改善，纳佳，心情舒畅，大便通畅。舌胖暗，苔黄腻，脉浮滑。

效不更方，苔腻脉滑，增焦神曲消导。

9月16日方加焦神曲 10g，7剂，免煎颗粒。

患者出院后3个月一直来门诊抄方服药，病情稳定。

第十节
身痛恶寒病初起，无汗常可一剂愈

麻黄汤

《伤寒论》第35条："太阳病，头痛发热，身疼，腰痛，骨节疼痛，恶风，无汗而喘者，麻黄汤主之。"

麻黄汤是经典的太阳病方，属六经八纲辨证体系中的表阳证。

麻黄、桂枝发汗散寒，桂枝、甘草有桂枝甘草汤之意，可以纠麻黄、桂枝过汗之偏，麻黄、杏仁宣降肺气，止咳平喘。

按麻黄汤条文，"太阳病，头痛发热，身疼，腰痛，骨节疼痛，恶风，无汗而喘者，麻黄汤主之"，条文中不厌其烦地提及疼痛，说明麻黄汤止痛力强，适于感寒无汗而痛，是风寒感冒之高效方。

病案：

某男，43岁。

初诊：2015年12月1日。

主诉"恶寒发热半日"。同学电话诉其下午发热，恶寒，周身酸痛，头痛，无汗，苔不腻，无口渴口苦。二便可。

此外感初起，典型太阳伤寒证，无汗身痛，嘱予麻黄汤。

生麻黄10g　杏仁10g　桂枝10g　炙甘草6g

一剂水煎服，两小时喝一次

二诊：2015年12月2日。

下午4点微信回复当晚热退，今天稍微鼻塞咳嗽而已。

按语： 麻黄汤发汗解表力强，临床应用不需要如桂枝汤般喝粥助力发汗，但见无汗身痛，可一汗而解。

曾遇服麻黄心慌者，改为荆芥、苏叶等代替麻黄，发现效果不如麻黄。若麻黄果真不能用，干脆选择时方荆防败毒散。

第十一节
外感汗出症作喘，六经要在脉上辨

麻杏石甘汤

《伤寒论》第 63 条："发汗后，不可更行桂枝汤。汗出而喘，无大热者，可与麻黄杏仁甘草石膏汤。"

《伤寒论》第 162 条："下后，不可更行桂枝汤。若汗出而喘，无大热者，可与麻黄杏子甘草石膏汤。"

本方为太阳阳明合病之方，与麻黄汤比较，该方为麻黄汤去桂枝加石膏，去桂枝者，表闭不重，加石膏者，内有里热也。

刘渡舟教授称本方为治疗热喘之方，临床治疗肺热壅滞之咳喘，西医诊断为喘息性支气管炎、肺炎、哮喘等，常有应用此方机会。此类患者，热度多不高。

临床因麻杏石甘汤药味偏少，若咳嗽黄脓痰较多，我习惯合桔梗、薏苡仁、败酱草清热化痰排脓。

遇麻杏石甘汤证时，兼有少阳证情况也十分常见，可合入小柴胡汤。

若火热较重，小柴胡汤可去生姜、大枣、人参。

若大便不成形，脾胃素弱，可合用小柴胡汤原方。

临床上单纯麻杏石甘汤证在儿童患者多见，而成人患者多痰热较重，或夹少阳见证，需要加减。

病案：

黄某，女，42 岁。

初诊：2014 年 3 月 6 日。

主诉：咳喘反复发作 30 余年，加重半个月。

既往慢性阻塞性肺疾病病史。半月前因肺部感染反复，发热，体温40℃，当地医院静点抗生素后热退，抗感染治疗 2 周，仍喘息咳嗽，动则汗出，气道痰鸣，咯白色棉絮状痰，难咯出，自觉腹胀不适，大便正常，小便调。唇干，不欲饮水。纳食可。舌暗红，苔白腻，脉寸沉关尺滑而不静。

查：双肺呼吸音粗，可闻及湿啰音。HR：80 次 / 分，律齐。

唇干痰黏汗出，阳明里热。

苔腻，脉寸沉关尺滑，上焦有痰饮，病涉太阴，瓜蒌薤白半夏汤证。

气道痰鸣，外邪牵动里饮之象。

病属太阳太阴阳明合病。

太阳阳明合病，汗出而喘，麻杏石甘汤证。

太阴病为瓜蒌薤白半夏汤证。

处方麻杏石甘汤合瓜蒌薤白半夏汤，以桂枝代白酒。

炙麻黄 6g　苦杏仁 10g　生石膏 30g　炙甘草 6g

全瓜蒌 30g　薤白 10g　清半夏 15g　桂枝 10g

7 剂，免煎颗粒

二诊：2014 年 3 月 13 日。

症状明显减轻，偶有咳嗽，无胸闷痰鸣，痰少，大便正常，腹胀好转。可上 2 楼（既往需休息 3 次）。汗出减少，纳食正常。口干。舌暗红，苔薄黄，脉寸沉关滑尺弱。

症状大减，辨证准确。

尺脉弱，加补骨脂纳气补肾。

前方加补骨脂 15g，14 剂，免煎颗粒。

按语： 初诊时患者走后跟诊学生曾问该患者体虚，且汗出明显，并见气喘，是否考虑汗出表虚作喘之桂枝加厚朴杏子汤？答曰：此患脉躁不静，内有郁热。汗出而喘，乃里热壅迫所致，故取麻杏石甘汤。

【竹雨轩散墨】

茶友推荐，中年女患，咳嗽迁延半年，抗炎有效而停药反复，影像空洞令诊断困难。时方二三汤涤其痰饮，经方麻杏石甘汤与柴胡剂宣解郁热，晚服一次而夜半痰消，胸闷气短均除，患者呼神。近日穿刺病理为腺癌。

诗曰：

> 空洞结节咳半年，抗炎效减病迁延。
> 二陈健脾祛湿气，三子肃肺化痰涎。
> 麻杏疏达邪气散，柴芩和调气血宣。
> 莫道中医治病缓，覆杯痰尽效如仙。

2021 年 8 月 10 日

麻杏苡甘汤

《金匮要略·痉湿暍病脉证治》："病者一身尽疼，发热，日晡所剧者，名风湿。此病伤于汗出当风，或久伤取冷所致也，可与麻黄杏仁薏苡甘草汤。"

从麻杏苡甘汤条文病机分析，此乃风湿并重，阻滞经络，气血运行不利，致一身尽痛。

麻杏苡甘汤药凡四味，麻黄、甘草微发其汗，杏仁、薏苡仁利气祛湿。本方亦可视为麻黄汤变方，用薏苡仁更换麻黄汤中桂枝而成。

本方在六经辨证中属于太阳病方，其作用主要为肌表部位，适用于呼吸疾病外感发热或者外感咳嗽，一些过敏性咳嗽，尤其伴见有皮疹等表现，属于湿热者，麻杏苡甘汤也有较好疗效。

因为麻杏苡甘汤药味不多，治疗咳嗽时常常与小柴胡汤等合方。本方治疗湿热致喘的患者，刘渡舟教授常合用甘露消毒丹，我体会确实效果较好。

病案：

田某，男，37 岁。

初诊：2016 年 1 月 7 日。

主诉：发热 5 天。

自 1 月 2 日傍晚不适，T:37.5℃～38℃，周二于中日医院查血象提示淋巴细胞百分比增高，一直傍晚4～5点时发热，昨日傍晚体温37.5℃，手凉，乏力，今晨体温正常，晨口苦。舌胖暗，苔薄白腻，脉细濡。

乏力、苔腻、脉细濡，表有湿邪。

手凉、发热，太阳表证。

结合下午4～5点发热，为日晡时，当为麻杏苡甘汤。

晨起口苦，有少阳机转，加桔梗。

炙麻黄6g　苦杏仁10g　薏苡仁18g　炙甘草6g

桔梗10g

7剂，免煎颗粒

二诊：2016年2月22日。

因流涕1天复诊，诉前次服药后第二日未再发热，周身轻松。之后停药未再复诊。昨日流清涕，口服百服宁，今日鼻塞，鼻酸，无流涕，无发热，微恶寒，无酸痛，二便正常，纳可，咽无不适。舌胖暗，苔薄腻，脉细滑。

方证相应，故药后热退。

本次发病与前类似，鼻塞明显，故去桔梗，加辛夷宣通鼻窍。

1月7日方去桔梗，加辛夷10g，5剂，免煎颗粒。

按语： 麻杏苡甘汤治疗风湿外感发热药简效优，应用本方当按仲景意，药物剂量不宜过重，治上焦如羽，非轻不举。有学者认为该方是三仁汤源头，个人认为，此方调中焦药物欠缺，治疗表湿为主，而半夏厚朴汤从三焦分利水湿，为三仁汤之源头更为贴切。

大青龙汤

《伤寒论》第38条："太阳中风，脉浮紧，发热，恶寒，身疼痛，不汗出而烦躁者，大青龙汤主之。若脉微弱，汗出恶风者，不可服，服之则厥逆，筋惕肉瞤，此为逆也。"

第39条："伤寒脉浮缓，身不疼，但重，乍有轻时，无少阴证者，大青龙汤发之。"

《金匮要略·痰饮咳嗽病脉证并治》："病溢饮者，当发其汗，大青龙汤主之，小青龙汤亦主之。"

大青龙汤也是麻黄汤变方，为麻黄汤加生姜、大枣、石膏组成，按条文描述，结合以方测证，本方当为太阳阳明合病之方。

身疼痛提示寒邪较重，身不疼，但重，以湿为主，而溢饮为表有水邪，故大青龙汤之表证，可为表寒、表湿、表水，因麻黄量大，合桂枝、生姜，发散力强，可通过汗法发越寒湿水饮。

在呼吸疾病中，感冒见大青龙汤证很多，外感咳嗽、鼻炎、哮喘也可以见到大青龙汤证。

病案：

某男，9岁。

初诊：2016年10月2日。

主诉：发热两天。

母亲微信诉患儿上学早晨凉水洗头后一直身冷，发热，中西药都不能退热，发汗热退，旋即复升，头痛怕冷，无咽痛，晚间时要坐起。曾用柴胡桂枝汤加味：桂枝 10g，白芍 10g，荆芥、防风各 6g，茯苓 15g，白术 15g，柴胡 24g，黄芩 10g，羌活 10g，芦根 20g，麦芽 15g。服药效果不佳。

刻下体温始终在 37.6℃～37.8℃，恶寒发热，口干乏力，肌肉酸痛，大便可，小便黄，舌淡暗瘀斑，苔白腻，脉沉细。

恶寒发热，肌肉酸痛，太阳表证。

晚间时常坐起与心烦相类。患儿不会说自己心烦，但晚间时常坐起提示心烦，结合口干提示阳明里热。

太阳阳明合病，大青龙汤证。

苔白腻，考虑夹湿，加苍术以燥湿。

麻黄 18g　桂枝 6g　炙甘草 6g　杏仁 10g

生姜 10g　大枣 10g　石膏 40g　苍术 15g

一剂水煎服，当晚服两次

喝药汗出，第一次体温降 37.3℃，第二次喝药一小时后 36.3℃，喝药 15 分钟后出汗，想大便。第二次汗出多，第二日一直未再发热。

第十四节
胸闷两年间质病，经方药简奏功宏

麻黄加术汤

《金匮要略·痉湿暍病脉证治》："湿家身烦疼，可与麻黄加术汤发其汗为宜，慎不可以火攻之。"

本方是麻黄汤加术而成，治疗太阳与太阴合病。

湿家所指素有脾湿之人。

身体烦疼，提示表有湿阻，经脉不通，治疗以麻黄汤加术散寒除湿。

此术既可用白术，也可用苍术，若表湿较重，笔者选用苍术，若脾虚明显，则选择白术。

本方治疗感冒为多，其他呼吸疾病表现为寒湿困表者也可选用。

病案：

侯某，女，55 岁。

初诊：2011 年 5 月 16 日。

主诉：胸闷憋气 2 年。

2009 年 7 月因憋气半年于朝阳医院，诊为"间质性肺炎"，经西药治疗（具体不详）乏效。

刻下：胸闷，咳嗽，白痰，手指关节及颈项疼痛，无汗，口和，大便成形，舌淡红，苔薄白腻，脉滑。

手指关节及颈项疼痛，无汗，太阳表实证。

白痰，胸闷，苔腻，脉滑，属痰湿证，太阴病。

太阳与太阴合病，麻黄加术汤证。

苔腻，加茯苓利湿。

颈项疼痛，有葛根证，加葛根舒筋。

炙麻黄 6g　桂枝 10g　炒杏仁 10g　炙甘草 6g

葛根 12g　茯苓 12g　生白术 10g

7 剂

二诊：2011 年 5 月 23 日。

于高碑店医院复查胸 CT：两肺间质性炎症。服药后咳嗽减轻，手指关节疼减，颈项疼减，偶有汗。苔薄白腻，脉滑。

药后汗出，咳嗽及疼痛减轻，说明药证相合。

再加附片强壮解表。

前方加炮附片 6g（先煎），7 剂。

三诊：2011 年 5 月 30 日。

咳嗽气憋较前好转约五成，痰量明显减少，关节疼痛减轻。既往因胸闷憋气需弯腰行走，现能直立行走，大便可，口和。舌胖淡暗，苔薄白，脉弦。

药后大效，效不更方。

5 月 23 日方 10 剂。

按语： 此患病史虽然两年之久，但辨证仍以表证为主，故投方而效，若拘泥于病久内伤，则未免动手便错，疗效恐难保证。此方笔者用白术，用苍术亦可。

该病例之重要启示在于：莫以西医诊断、疾病病程等影响辨证，复杂疑难，但从患者脉证入手，也许在中医看来，理明治简，小方即可拨云见日。

【竹雨轩散墨】

治一产妇新冠，麻黄加术汤症解而核酸转阴。诗以记。

产后何虑阴血伤，新冠多由寒湿戕。

邪由外束肺气闭，量用麻黄加术汤。

或汗或呕上焦展，核酸阴转食欲强。

转以健脾兼逐寇，邪去正安病自康。

2020 年 3 月 23 日

第十五节
辨咳辨喘方难定，辨痰最易识方证

小青龙汤

《伤寒论》第 40 条："伤寒表不解，心下有水气，干呕，发热而咳，或渴，或利，或噎，或小便不利，少腹满，或喘者，小青龙汤主之。"

第 41 条："伤寒，心下有水气，咳而微喘，发热不渴。服汤已，渴者，此寒去欲解也，小青龙汤主之。"

《金匮要略·痰饮咳嗽病脉证并治》："咳逆倚息不得卧，小青龙汤主之。"

"病溢饮者，大青龙汤主之，小青龙汤亦主之。"

《金匮要略·妇人杂病脉证并治》："妇人吐涎沫，医反下之，心下即痞，当先治其吐涎沫，小青龙汤主之。"

仲景在条文中点明方证病机的方子为数不多，小青龙汤是其中一个，即"伤寒表不解，心下有水气"，后世概括为外寒里饮证。

外寒里饮证临床表现为咳嗽气喘，剧者可出现咳逆倚息不得卧，但单纯从咳嗽气喘来辨识小青龙汤有难度，因为该方的咳嗽气喘可轻可重，因此从痰的特点辨识小青龙汤特别重要。

小青龙汤治疗寒饮证，其痰量偏多，色白质稀，呈泡沫样、凉粉样、蛋花样。

我在临床体会，小青龙汤治疗时，患者症状越重，效果越明显，此类患者西医病种常为慢性阻塞性肺疾病急性发作或支气管哮喘急性发作。

这类患者用抗生素治疗效果不好，因为抗生素按中医药性来讲，类似中药苦寒药，寒饮患者治当温化，用苦寒之抗生素则疗效不佳，甚至越治越重。

本方亦可应用于以流清涕为主之过敏性鼻炎患者，黄煌教授概括本方适于"水样的鼻涕水样的痰"，是非常贴切的。

病案：

郭某，女，54岁。

初诊：2015年3月16日。

主诉：咳嗽5个月。

5个月来咳嗽，2月初于航空总院气管镜检查，未见异常。肺部CT：右肺下叶高密度影。航空总院建议去肿瘤医院除外占位，患者寻中药治疗。先以泽漆汤未效，复诊仍咳嗽，质稀，量多，畏寒，咽痒，口和，大便正常，纳食可。舌胖淡暗，苔薄，脉沉细滑。

痰多质稀，太阴病。

畏寒，咽痒，太阳病。

太阳太阴合病，小青龙汤证。

舌暗，加当归活血止咳。

咽痒，加桔梗利咽。

炙麻黄6g　桂枝10g　白芍10g　干姜6g

细辛3g　五味子15g　清半夏15g　炙甘草6g

当归10g　桔梗10g

7剂

二诊：2015年3月23日。

咳嗽明显减轻，夜间少咳，痰稀量不多，大便正常，口和，小便黄，舌胖淡暗，苔薄，脉沉细弦。

7剂取效，继用前方。

痰稀口和，仍属阴证，加白芥子加强化饮之力。

前方加白芥子 6g，7 剂。

三诊：2015 年 3 月 30 日。

咳嗽续减轻，现咽中有痰，闻异味气道不利，大便正常，舌胖淡，苔薄，脉细滑。

诸症均减，脉已不沉，咽中有痰，闻异味气道不利，痰滞局部，恐易化热，加蒲公英清热。

前方加蒲公英 15g，14 剂。

四诊：2015 年 4 月 13 日。

闻异味咽痒，无痰，口和，微恶寒，大便正常，舌胖淡暗，苔薄，脉细滑。

痰饮渐消，咽痒微恶寒，去白芥子，加菖蒲豁痰开窍，利咽止咳。

3 月 30 日方去白芥子，加菖蒲 10g，14 剂，免煎颗粒。

按语： 小青龙汤脉象如按外寒里饮似应见浮，临床实践如本患，一般脉沉者十分多见，首诊泥于脉沉而咳，选择泽漆汤未效，二诊改为小青龙汤，1 周显效，足证确是青龙证。欲速消痰饮，可合二陈汤，或加白芥子。个人体会，有些患者加白芥子确有增效作用。

【竹雨轩散墨】

舌苔之于经方，可参而不可执。

前遇一咳患，苔似湿热，痰如寒饮。投青龙而症大却。仲景之言脉证并治，实当铭记。

西江月·咳嗽案
苔腻颇同湿热，稀痰审系寒饮。皆因水液不化津，明辨阴阳要紧。

寒饮直须姜桂，湿热总主三仁。青龙一剂雨行云，报道咳失六分。

辛丑春分于竹雨轩

2021 年 3 月 20 日

西江月·哮喘一则

治一哮喘女患，小青龙加石膏半月无功，查其痰咸，合景岳金水六君，一剂建功。莫论何方，效即好方。

泡沫黏痰频吐，喉痒夜咳难眠。青龙石膏病依然，渐至痰鸣气喘。

百思仍属饮热，再问痰味作咸。熟地当归固下元，顷刻乾坤逆转。

2019 年 7 月 5 日

第十六节
主症六经辨仔细，半年咳嗽一周愈

厚朴麻黄汤

《金匮要略·肺痿肺痈咳嗽上气病脉证治》："咳而脉浮者，厚朴麻黄汤主之。"

厚朴麻黄汤原方论述仅此数字，知其主治咳嗽，且脉浮，并且与泽漆汤相对来讲，有对比之意，可知厚朴麻黄汤证与泽漆汤证二者主症均为咳嗽，区别二方之重点在于脉象的浮与沉。

我在临床严格遵循仲景原文本义，把脉象作为厚朴麻黄汤证之重要依据。

很多医家认为此脉浮非为表证，而是水饮趋外之象。笔者认为，据本方有麻黄、生姜，可治太阳外证，因此该方是治疗外邪里饮之方，而又有石膏，兼见阳明，故此方是太阳太阴阳明合病之方。

临床应用时药房中常常没有小麦，我用浮小麦或山药代替，觉疗效尚可。

《备急千金要方·咳嗽门》载："咳而大逆上气，胸满，喉中不利，如水鸡声，其脉浮者，厚朴麻黄汤方。"可补充《金匮要略》之不足，既已提到大逆上气，喉中如水鸡声，似与射干麻黄汤证相似。

笔者临床体会，部分咳嗽变异性哮喘或者轻症支气管哮喘可以考虑应用厚朴麻黄汤，而症状典型、病情较重者还是以射干麻黄汤更有效。

病案：

周某，男，52岁。

初诊：2015年08月10日。

主诉：咳嗽半年余。

春节后感冒后咳嗽，曾于北大医院查肺CT以及血象，均正常，过敏原检查阴性，服阿奇霉素、沐舒坦以及中成药等无效。

现咳嗽，咳痰色白，量少质黏，气道不适，汗多，遇风冷咳嗽明显，口干，手足心热，大便正常，小便调，眠安，纳佳。舌淡红，苔薄腻，脉浮滑。

汗出恶风，脉浮，表证仍在。

痰白脉滑，里饮仍存。

口干、纳佳、手足心热者，阳明有热。

此太阳太阴阳明合病，症状表现也与咳而脉浮之条文完全一致，当为厚朴麻黄汤。

厚朴15g　炙麻黄6g　杏仁10g　五味子15g

清半夏15g　浮小麦30g　生石膏30g　干姜6g

细辛3g

7剂，免煎颗粒

二诊：2015年8月17日。

咳愈9分，白天基本不咳，气道有痰，晨黄成块，运动及进餐后易汗出，手足心热，胃纳佳，眠安，大便正常。舌胖淡，苔薄白腻，脉浮滑。

效果明显，辨证准确。

脉浮滑未去，手足仍热，继服前方，生石膏增量以清内热。

前方改生石膏45g，7剂，免煎颗粒。

【竹雨轩散墨】

近治一年轻男患，咳历三月有余，厚朴麻黄汤七剂而症愈强半，无痰亦予姜夏，不热亦出膏芩，倘以青龙方通治咳喘，则殊失圣意矣。

慢咳三月不用慌，古有厚朴麻黄汤。

外兼里饮传法度，咳而脉浮示锦囊。

无痰也将痰饮化，不热当防郁热伤。

莫以青龙盖咳喘，圣方辨证在精详。

辛丑冬月廿一于京竹雨轩（2021年12月24日）

一剪梅

周前一青年男患，外感痰咳，自疏青龙两剂而痰黏咳剧。咳逆脉浮，予厚朴麻黄三剂症却。仲圣经方，失之毫厘，谬以千里。

背冷痰涕咳逆急，内饮外寒，症不稀奇。青龙自拟病不移，痰转粘连，求治解疑。

切脉浮弦水饮激，厚朴麻黄，似更相宜。服汤三剂咳声息，方证之间，千里毫厘。

2019年12月6日

麻黄附子细辛汤

《伤寒论》第 301 条："少阴病，始得之，反发热，脉沉者，麻黄附子细辛汤主之。"

这个方子属于少阴方，善于治疗阳虚外感证，即少阴病证。

我应用本方，多以脉沉为指征，可沉细，可沉细滑，或沉细弦。

本方多兼饮证，临床治疗过敏性鼻炎非常有效，表现为畏寒肢冷，喷嚏流涕，遇冷明显。

原方麻黄二两、细辛二两、炮附子一枚，用量不算大，因此本方治疗感冒或过敏性鼻炎，用量宜轻，麻黄 3 ～ 6g，细辛 3g，附子 6 ～ 9g 往往能取效。

麻黄附子细辛汤治疗的过敏性鼻炎患者为鼻流清涕，若合并黄涕，多兼阳明里热，我常加薏苡仁、败酱草，即合薏苡附子败酱散。

病案：

某女，25 岁。

初诊：2016 年 10 月 10 日。

主诉：咳嗽 3 个月。

近来加重，咳嗽，气短，少痰色白，遇冷咳重。自诉晨起舌苔略腻。舌胖淡红，苔薄，脉沉细。

本患为医学规培生，形瘦肤白，脉沉而细，遇冷则咳，显系阴证。

年轻女性，痰少色白，脉象沉细，"脉得诸沉，当责有水"，遇冷加重，少阴寒饮作咳，考虑麻黄附子细辛汤证。

患者形体瘦弱，脉细，考虑津血不足，加当归养血止咳。

患者咳嗽少痰，另加桔梗化痰止咳。

炙麻黄 6g　炮附片 6g（先）　细辛 3g　当归 10g

桔梗 10g

7 剂，颗粒

二诊：2016 年 10 月 17 日

气道不适，偶咳，遇雾霾、寒冷空气后气道不适，无痰，大便正常，月经正常，眠安，舌淡红，苔薄，脉细滑。

服麻黄附子细辛汤症状日减，而现气道不适，脉沉渐起，脉已不沉，阳气渐充，饮邪渐祛，阴证转阳。

气道不适，考虑胸膈郁热之象，合栀子干姜汤辛开苦降，化饮清热。

前方去桔梗，加炒栀子 10g、干姜 10g，7 剂，颗粒。

三诊：2016 年 10 月 24 日。

本周病情稳定，无咳嗽，无胸闷，大便不规律，舌胖淡红，苔薄，脉左细滑、右沉细。

既往经验，服药麻黄附子细辛汤后，不少患者出现阴证转阳，多以咽干口苦之少阳证为多。

少加黄芩以防化热转少阳。

10 月 10 日方去桔梗，加黄芩 6g，7 剂，颗粒。

【竹雨轩散墨】

周前烦劳感寒，头痛迁延。本待循经尽自愈，奈何诸事繁杂，脉仍浮紧，姑拟扶正散寒一试，熟普为引。

解佩令

一只盖碗，一屋夏晚，三分茶，热水冲卷。香气扑鼻，难得见，蹙眉舒展。甘润喉，周身流暖。

头疼稍缓，烦劳轻减，麻附细，临证加减。经典名方，颗粒剂，免煎方便。赖茶饮，覆杯效显。

2021 年 7 月 8 日

治一基层医，春节后寒战高热，抗炎清解，热度虽降，但余午后恶寒发热，足冷面热，自服蒿芩清胆、柴胡桂姜之属未效，观其舌淡，苔滑，从少阴论治，投麻黄附子细辛汤一剂而发热时间缩短，苔转微黄而腻，再予归一饮（附子，干姜，大枣）合银翘之属，一剂而热退，略余头晕喉痰，投半夏厚朴合泽泻汤三剂头晕止，嘱橘普茶善后。

寒热从来是小病，误投凉药正易伤。

抽丝剥茧治坏病，要在八纲辨阴阳。

祛湿可参杏苓朴，温阳须借桂附姜。

一点浮热何足论，少佐清凉亦无妨。

2022 年 3 月 13 日

桂枝去芍药加麻黄细辛附子汤

《金匮要略·水气病脉证治》："气分，心下坚，大如盘，边如旋杯，水饮所作，桂枝去芍药加麻黄细辛附子汤主之。"

本方为少阴太阴合病之方，麻黄附子细辛汤证本即少阴太阴合病，又合桂枝去芍药汤，按原文应是治疗水饮证，当属太阴，而以方测证，本方桂枝、麻黄均能解外，且有附子强壮，当为少阴表证，故本方为少阴太阴合病之方。

湖南夏度衡教授言及此方道"本方着眼于气，而收效于水。阳气不温则水无以化，气机不通则水无以散。仲景取桂枝、麻黄宣肺解肌，通阳于表以澄水之上源；附片、细辛温肾散寒，复阳于里。两者相协，可贯彻表里上下，使气行邪散而水自消，此不治水而治水之法也"，论述此方相当精辟。

本方对呼吸疾病如过敏性鼻炎、慢性咳嗽、咳嗽变异性哮喘均有应用机会。

病案：

马某，女，43 岁。

初诊：2015 年 7 月 23 日。

主诉：干咳 10 个月。

自去年 11 月始干咳，每逢感冒为剧，曾于东方医院就诊，胸部 CT 检查阴性，服中药治疗，近一月感冒后咳嗽，困倦，无痰，咽呛感，大便不畅，不欲饮食，晨口苦，畏寒。舌胖淡红，苔薄腻，脉沉细滑。

困倦畏寒，脉沉细滑，少阴病。

晨起口苦，不欲饮食，少阳病。

麻黄附子细辛汤合小柴胡汤取柴胡、黄芩、甘草。

苔腻考虑夹湿，加薏苡仁除湿。

炙麻黄 6g　炮附子 6g　细辛 3g　柴胡 10g

黄芩 10g　炙甘草 6g　炒薏苡仁 15g

7 剂

二诊：2015 年 8 月 5 日。

病情无变化，仍咳嗽，无咽呛感，无痰，晨口苦，晨畏寒，大便畅，纳食可，口不渴，无汗，舌胖淡红，苔中根腻，脉沉细滑。

药后病无变化，仍畏寒咳嗽，口和无汗，六经辨证无误，方证不够准确。

前方去薏苡仁，合桂枝去芍加麻黄附子细辛汤，以增强化饮温散之力。

加桔梗利咽，杏仁止咳。

7 月 23 日方去炒薏苡仁，加桂枝 10g，生姜 15g，大枣 10g，桔梗 10g，杏仁 10g，7 剂。

三诊：2015 年 8 月 12 日。

咳几愈，服药一剂，第二天晨起咯出大量白痰，质黏，约十几口，鼻腔顿觉通畅，第三日咳止。现无痰，基本不咳，大便正常，困倦感明显改善，晨起口不苦。舌胖暗红，苔薄根薄腻，脉沉细滑。

服药症退，方证准确，初诊以麻黄附子细辛汤治疗一周效果不著，改投桂枝去芍药加麻黄附子细辛汤，三日而咳止，其服药后的反应非常值得注意，即咯出大量白痰，且鼻腔顿时通畅，此正是饮去寒散之征象。效不更方。

前方 7 剂。

越婢加半夏汤

《金匮要略·肺痿肺痈咳嗽上气病脉证治》："咳而上气，此为肺胀，其人喘，目如脱状，脉浮大者，越婢加半夏汤主之。"

《方舆輗》云："哮喘经日失治，痰气益盛，见目胀出，或鼻鼓扇者。然脉浮大，是阳热之候，所谓肺胀证也，越婢加半夏汤二三剂，可以取效。"

《金匮要略》论述本方，原文提及肺胀，确实慢性阻塞性肺疾病、支气管哮喘患者多有应用本方机会。主症为咳喘，病机为饮郁化热，脉浮大，当有外证。从六经辨证角度，此方为太阳太阴阳明之方，外邪里饮，饮郁化热。

而"目如脱状"为本方证最具特色之症状，如患者咳喘同时目胀明显，笔者在临床确有遇到患者描述咳喘之时眼胀如要掉出眼眶一般，用本方治疗常能获得佳效。

病案：

牛某，男，82 岁。

初诊：2017 年 8 月 14 日。

主诉：咳喘 20 余年。

7 月于我院住院，诊为 COPD、肺心病、冠心病，非小细胞肺癌，左下肺切除术、化疗后，喉癌放疗后，小肠疝气，反流性食管炎。

近两日咳嗽，痰多，色白质黏，易出，大小便正常，口和，纳食可，眠较差，起立头晕。舌暗，苔薄脉沉滑。

痰多易出，起立头晕，脉沉滑，痰饮之象，太阴病。

起立头晕，属太阴病之苓桂术甘汤证。

痰多质黏，湿痰之象，二陈汤合苓桂术甘汤痰饮并治。

加桔梗、杏仁止咳化痰。

茯苓 12g　桂枝 6g　炒白术 6g　炙甘草 6g

陈皮 10g　清半夏 10g　桔梗 10g　杏仁 10g

14 剂，免煎颗粒

二诊：2017 年 9 月 4 日。

痰多，色白，质黏，自觉发热，汗出，夜间咳嗽，眼胀，大便隔日一行，质干，口和，眠欠佳。舌淡暗，苔薄，脉右沉滑，左弦滑。

药后症状改善不著，痰黏，发热汗出，大便偏干，内有里热，考虑阳明病。

一侧脉弦，结合有痰，"脉偏弦者，饮也"，考虑太阴水饮证。

太阴阳明合病，且有眼胀，考虑越婢加半夏汤证。

舌暗，加当归活血止咳。

炙麻黄 10g　生姜 15g　大枣 10g　炙甘草 6g

清半夏 15g　生石膏 30g　当归 10g

7 剂，免煎颗粒

三诊：2017 年 9 月 11 日。

痰量明显减少，偶有 1～2 次，眼胀已，夜咳明显减轻，乏力，下肢沉，食欲差，不欲饮食，大便正常，眠可，有口疮，口和，舌暗，苔薄，脉右沉滑。

眼胀已，痰、咳均明显减轻，方证对应。

乏力肢沉，食欲不佳，太阴病。

口疮，阳明里热。

仍为太阴阳明合病，脾虚为主。

转以补中益气汤健脾益气，加生地黄、黄柏泻阴火，仿张锡纯经验加三棱、莪术、鸡内金，合黄芪、党参健脾消导。

生黄芪 12g　党参 10g　炙甘草 6g　当归 10g

陈皮 6g　升麻 10g　柴胡 6g　炒白术 10g

生地黄 12g　炒黄柏 5g　三棱 6g　莪术 6g

鸡内金 10g

7 剂，免煎颗粒

按语：院校教材中将越婢加半夏汤作为治疗痰热郁肺之咳嗽、喘证代表方，个人认为应为饮郁化热更为贴切，本方方证与典型的咳吐黄黏稠痰之痰热证仍有区别。

第二十节
六次化疗癌术后，动则气喘无须补

越婢加术汤

《金匮要略·水气病脉证治》："里水者，一身面目黄肿，其脉沉，小便不利，故令病水。假如小便自利，此亡津液，故令渴也，越婢加术汤主之。"

越婢加术汤是越婢汤的一个变方，在越婢汤基础上加术。

越婢汤能发越水气，治疗风水证，术能健脾利水，如果是苍术的话还兼解表。

我在治疗一些风水证患者时，眼皮肿，身重，尤其晨起手肿手胀，用越婢加术汤效果很好。

若外有水气，玄府闭塞，影响肺宣发肃降，出现咳喘症状，也可以用该方治疗。

病案：

王某，女，57 岁。

初诊：2019 年 03 月 21 日。

主诉：肺癌术后半年余。

2018 年 6 月体检发现左肺占位，手术切除。病理为肺腺癌，术后行 6 次化疗，今年 3 月 4 日结束。

近 10 年双下肢浮肿，手术后下肢、上臂、颜面时浮肿，晨醒后出汗，劳作时后背如负土坯般沉重。术后入睡难，牙龈易出血。大便 2～3 日一行，不畅。化疗后一直腹胀，活动量大则气喘，口和，小便可。舌胖淡暗，苔滑，脉弦滑。

颜面浮肿，劳作后背部如负土坯，考虑表有水饮，太阳病。

入睡难，牙龈易出血，晨起汗出，阳明有热。

太阳阳明合病，且表有水饮，当为越婢汤证。

加白术，就成了越婢加术汤，可加强健中利水之功，《金匮要略·水气病脉证治》云"里水者，一身面目黄肿，其脉沉，小便不利，故令病水。假如小便自利，此亡津液，故令渴也，越婢加术汤主之"。

从条文可以看出，越婢加术汤可以治疗一身面目肿，跟本患者症状病机相合。

且患者腹胀，属饮阻气滞，加枳实，寓枳术汤于其内健脾行气，逐水消胀。

炙麻黄 10g　生姜 10g　大枣 10g　炙甘草 6g

生石膏 30g　生白术 18g　枳实 15g

7 剂

二诊：2019 年 03 月 28 日。

腹胀改善，打嗝减少。大便 2～3 日一行，便干。浮肿有改善，气喘减。晨汗出减少。腋下微汗。眠可，既往痔疮发作现已缓解，口和。舌暗，有齿痕，苔滑略减，脉弦滑。

方证对应，故诸症减轻，效不更方。

浮肿未尽除，加量麻黄发表。

大便仍偏干，增量白术。

前方炙麻黄 12g，生白术 30g，14 剂。

三诊：2019 年 04 月 11 日。

浮肿、腹胀几消，大便 2 日一行，不畅，初头干。气喘较前好转，既往不敢吃水果及劳作时后背负重感均明显减轻。牙龈易出血。口和，口水多。小便正常。劳作时有汗，纳佳，眠易醒，晚 3～4 次。舌胖淡，有齿痕，苔滑，脉细弦滑。

药见大效，仍守前方。

失眠易醒，脉细弦，考虑精血不足，加合欢皮、炒枣仁养血安神。

前方加合欢皮 30g，炒枣仁 30g，14 剂。

按语：肺癌术后，又经化疗，乍判当扶正补虚，但看患者却属表里合病，仍有表证，以越婢加术汤合枳术汤合方服药一年余，精神日好，体力日增，症状皆愈。提示临证勿拘泥西医病名，勿想当然开方，仲景"观其脉证，知犯何逆，随证治之"是经方处方之总则。

第二十一节
咳嗽气喘兼外证，取效仍要辨方证

桂枝二越婢一汤

《伤寒论》第 27 条："太阳病，发热恶寒，热多寒少，脉微弱者，此无阳也，不可发汗，宜桂枝二越婢一汤。"

本方的关键在于"热多寒少"。

有学者由此发挥考虑，本方适于治疗风热外感证，有一定道理。

从六经辨证看，本方属于太阳阳明合病，仍有太阳表证的发热恶寒，但热重，表现为发热较恶寒为重，且可有口渴、涕黄等，至于是否脉微弱，临床倒未必见。

病案：

左某，女，57 岁。

初诊：2016 年 1 月 18 日。

主诉：流涕咳嗽 1 周。

现流清涕，咳嗽，无发热，痰少，胸憋气喘，晚间汗出，多梦，口干，不苦，无咽痛，大便正常。舌胖淡红，苔薄，脉细滑。

流清涕、咳嗽，太阳表证。

晚间汗出、口干，阳明里热。

太阳阳明合病，热多寒少，处方桂枝二越婢一汤。

桂枝 10g　白芍 10g　生姜 15g　大枣 10g

炙甘草 6g　炙麻黄 4g　生石膏 30g　苦杏仁 10g

7 剂

二诊：2016 年 1 月 25 日。

咳嗽明显减轻，流清涕减少，胸憋明显减轻，纳可，二便调，口干，不苦，病减 6 分，舌脉如前。

服药咳喘症状明显减轻，效不更方。

前方加厚朴、杏仁增强止咳平喘化饮之力。

前方加厚朴 6g，苦杏仁 10g，7 剂。

第二十二节
喷嚏流涕项背痛，鼻鼽难愈抓主症

葛根汤

《伤寒论》第 31 条："太阳病，项背强几几，无汗，恶风，葛根汤主之。"

第 32 条："太阳与阳明合病者，必自下利，葛根汤主之。"

《金匮要略·痉湿暍病脉证治》："太阳病，无汗而小便反少，气上冲胸，口噤不得语，欲作刚痉，葛根汤主之。"

葛根汤于六经辨证来看适于太阳表证，其辨证的眼目在于"项背强几几"，该症状为葛根的经典症状，具备项背强几几症状同时如果有汗，则用桂枝加葛根汤（《伤寒论》"太阳病，项背强几几，反汗出恶风者，桂枝加葛根汤主之"），无汗则用葛根汤。另外据第 32 条可见下利症，提示本方亦适合胃肠型感冒患者。

此外，因足阳明经循鼻，葛根汤常可治疗鼻炎。

病案：

刘某，男，57 岁。

初诊：2018 年 6 月 4 日。

主诉：喷嚏流涕 1 年，加重半个月。

流涕 1 年，半个月来喷嚏流涕，晨起为著，流清涕，大便正常，口干，项痛，腰疼，咽痛，舌淡红，苔腻，脉浮弦。

喷嚏流涕，项痛，腰痛，脉浮，太阳病，以喷嚏流涕为主，兼项痛，葛根汤证。

咽痛，脉弦，少阳病。

流涕，苔腻，内有水饮。

处方：葛根汤合小柴胡汤。

加茯苓、白术利水，辛夷通鼻窍。

葛根 15g   炙麻黄 6g   桂枝 10g   白芍 10g

生姜 15g   大枣 10g   炙甘草 6g   柴胡 12g

黄芩 10g   清半夏 10g   党参 10g   辛夷 6g

茯苓 12g   炒白术 10g

7 剂颗粒

二诊：2018 年 11 月 28 日。

服药后明显缓解，未再服药，无气道不适，大便正常，小便可，唇干，无口苦。舌胖淡暗，苔薄白，脉弦。

药后症解，方证对应。

舌胖淡暗，脉弦，小建中汤调和营卫、调理中焦，预防复发。

桂枝 10g   白芍 20g   生姜 15g   大枣 10g

炒麦芽 30g

7 剂颗粒

第二十三节
咳嗽四月身起疹，知犯何逆观脉证

麻黄连翘赤小豆汤

《伤寒论》第 262 条："伤寒瘀热在里，身必黄。麻黄连翘赤小豆汤主之。"

本方原文治疗黄疸，后世从本方治疗黄疸延伸治疗各类湿热皮肤病。

肺外合皮毛，因此不少呼吸疾病有皮肤表现，比如一些过敏性咳嗽、支气管哮喘，可兼有荨麻疹、湿疹等，一些间质性肺病，可见皮肤红斑、皮疹等，此时虽然以呼吸症状作为主诉，但整体看来，病机则同，即瘀热在里，亦可用此方治疗。

依照六经辨证，本方为治疗太阳阳明合病之方，病机以阳明湿热为主，皮肤为其外在表现，亦是人体排邪之通道，提示人体欲将湿热邪气从皮肤排出，此时治疗当因势利导，内清外散，以麻黄、连翘外透，赤小豆、桑白皮内清，生姜、大枣、甘草建中，杏仁与麻黄宣畅气机，使湿热之邪从皮肤及小便分利而出，则疾病向愈。

病案：

王某，女，3 岁。

初诊：2015 年 11 月 26 日。

主诉：咳嗽 4 月余。

7 月份始咳嗽，9 月加重，于朝阳医院、儿童医院就诊，查胸片示：支气管炎。曾服头孢、阿奇霉素。

近日于朝阳医院住院，静点头孢、口服阿奇霉素，雾化激素，效果不理想。

刻下：0点咳嗽，无痰，纳佳，无流涕，有盗汗，双前臂起疹，瘙痒，大便正常。舌暗红，苔薄黄，脉浮滑。

前臂皮疹，瘙痒，太阳病。

盗汗，舌暗红，阳明病。

夜半作咳，少阳证。

三阳合病，舌暗提示瘀血，湿热夹瘀，麻黄连翘赤小豆汤合小柴胡汤。

加桔梗、薏苡仁、当归利咽祛湿，化瘀止咳。

炙麻黄 6g　连翘 12g　赤小豆 15g　桑白皮 15g

生姜 10g　大枣 10g　苦杏仁 10g　当归 10g

炙甘草 6g　柴胡 10g　黄芩 10g　清半夏 10g

桔梗 10g　炒薏苡仁 15g

7剂

二诊：2015年12月10日。

咳嗽明显减轻，双上肢皮疹消退，0点咳止，大便正常。舌暗红，苔薄略腻，脉细滑。

药见大效，咳止疹退。

苔薄腻，加焦神曲消导。

前方加焦神曲 10g，4剂。

按语： 患儿夜半作咳，抗生素、激素乏效，查前臂皮疹瘙痒，脉象浮滑，咳虽4个月，仍有表证，邪有外透之机，结合兼症及舌脉，辨为湿热瘀阻，处以麻黄连翘赤小豆汤合小柴胡汤，1周而咳嗽明显改善，夜半咳止，上肢疹退。

本患咳嗽时久，一则由于内有湿热，湿性缠绵；一则因治疗失当，西医抗生素等治疗缺乏宣散之功，治疗湿热方面确实是中医所长。另外，夜半定时作咳，与往来寒热相似，以小柴胡汤和解，助力邪气外达，对治疗取效也很关键。

第二十四节
定时作咳莫轻忽，六经辨证病易除

小柴胡汤

小柴胡汤是临床应用最广的方剂之一。该方是少阳病之主方，在呼吸疾病中同样应用广泛。恩师武维屏教授擅长从肝论治肺系疾病，开方频率最高的就是小柴胡汤。

关于小柴胡汤，条文很多，最重要的我认为是这样两条，《伤寒论》第96条："伤寒五六日中风，往来寒热，胸胁苦满，嘿嘿不欲饮食，心烦喜呕，或胸中烦而不呕，或渴，或腹中痛，或胁下痞硬，或心下悸、小便不利，或不渴、身有微热，或咳者，小柴胡汤主之。"指出了小柴胡汤证的四大主症，七个或然证。

另一条为《伤寒论》第97条："血弱气尽，腠理开，邪气因入。与正气相搏，结于胁下。正邪分争，往来寒热，休作有时，默默不欲饮食。脏腑相连，其痛必下，邪高痛下，故使呕也。小柴胡汤主之。服柴胡汤已，渴者，属阳明，以法治之。"这条道出了少阳病之来由。

由于少阳居于人体半表半里，外感六淫、内伤饮食、情志内伤均可波及少阳。外感发热常从太阳波及少阳，出现咽痛、往来寒热等表现，故小柴胡汤应用很多。

咳喘病诸如支气管哮喘、慢性阻塞性肺疾病、支气管扩张等，多是痰饮为患。少阳三焦为人体水道，故少阳病变易生痰饮水湿，因此治疗咳喘病，小柴胡汤亦多有应用。

慢性咳嗽以咽源性咳嗽为多，包括鼻后滴漏综合征、咳嗽变异性哮喘、变应性咳嗽等，而咽干、咽痒、咽痛等多与少阳相关，因此慢性咳嗽应用小柴胡汤治疗常常获效。

北宋伤寒大家许叔微先生盛赞"小柴治咳值千金"，我个人体会这绝非虚言。

病案

周某，男，41 岁。

初诊：2015 年 2 月 2 日。

主诉：咽痛咳嗽 1 个月，

1 个月前咽痛咳嗽，咯黄痰，于国医堂服中药好转，停药后复剧，咳嗽，咽痒，咯白痰，量不多，夜 11 ～ 2 点半易咳，便溏，小便正常。舌胖淡，苔薄，脉细滑小弦。

查：双肺未及干湿啰音。WBC 5.17×10^9/L，N 52.3%，EOS 9.5%。胸片：肺纹理重。

咽痒作咳，夜间 11 点至凌晨 2 点，肝胆经主令，少阳证。

痰白，便溏，内有痰饮。

少阳夹饮证，遵仲景意，咳者，小柴胡汤去人参、生姜、大枣，加干姜、五味子。加桔梗、杏仁、当归止咳利咽。

柴胡 12g　黄芩 10g　清半夏 15g　炙甘草 6g

干姜 6g　五味子 15g　桔梗 10g　苦杏仁 10g

当归 10g

7 剂，免煎颗粒，日 1 剂

二诊：2015 年 2 月 9 日。

服药第 3 日咳止，近两日偶咳，咽中有痰，大便溏，舌胖淡，苔薄腻，脉细滑。

药后显效，方证对应。

苔薄腻，考虑夹湿，加薏苡仁、焦神曲消积化湿。

前方加炒薏苡仁 15g，焦神曲 10g，前方 7 剂，免煎颗粒。

【竹雨轩散墨】

同事友吴女，素有咳疾，月前外感再发，发热咳嗽，西医予阿奇霉素、头孢之属抗炎半月，热退咳增，渐至气短胸憋，咽如火灼，夜寐不安，大便多溏。他处中医治疗，药繁杂而效不显，六味柴胡加栀、桔，一剂而咳降气顺，肺闭得豁然开解。眠安咽利，六剂而症却八九。患者欣然，谓药仅八味，效堪神奇。仲景之功在千秋矣！

菩萨蛮·咳嗽

风寒袭表致咳嗽，中西药物吃个够。半月用消炎，气急难作眠。

咽灼咳逆呛，病总归少阳。胸闭肺如关，郁热清且宣。

辛丑初秋于竹雨轩（2021 年 8 月 18 日）

七律·自嘲

学用柴胡剂二十余载，外感内伤，虽屡取效，但仍觉难通仲景之意，难察六经实质。医理深奥，亟待深耕。

（一）

滥用柴胡二十年，未尝古法去滓煎。

主药八两常减半，经方七味多不全。

和解岂知仲景意，枢机料是后人言。

糊里糊涂柴芩夏，不明不白读伤寒。

（二）

但见一症便少阳，多少医人喜若狂。

两眼但寻少阳证，一心只向柴胡汤。

化裁一方治百病，延展外感疗内伤。

脏腑之外联经络，六经之后论八纲。

2021 年 2 月 27 日

柴胡加龙骨牡蛎汤

《伤寒论》第 107 条："伤寒八九日，下之，胸满烦惊，小便不利，谵语，一身尽重，不可转侧者，柴胡加龙骨牡蛎汤主之。"

本方适用于太阳少阳阳明太阴合病之方，即三阳合病且波及太阴之方。

一身尽重，考虑太阳表有湿邪。

不可转侧，病及少阳。

谵语，亦兼阳明。

小便不利，内有痰饮，涉及太阴。

本方突出之字在于胸满烦惊，有学者抓住烦惊二字，认为该方为柴胡剂中的镇静剂，徐大椿先生也认为该方"下肝胆之惊痰"，因此历代医家用此方治疗精神类疾患颇多。

我认为胸满与呼吸疾病关系密切，一些咳嗽变异性哮喘患者以及气道高反应者，常出现胸满之表现，若辨证属三阳合病兼痰饮，且有神志不安之表现，以柴胡加龙骨牡蛎汤多有良效。

病案：

唐某，女，78 岁。

初诊：2012 年 5 月 9 日。

患者既往有慢性支气管炎病史。咳嗽加重一个月，痰少色白，下肢沉，身懒，小腿肚拘挛，足面肿，趾麻，睡眠差，多梦易惊，口干苦，咽痒，大便干，小便不利。舌胖淡红，苔薄，脉弦尺沉。

咽痒口苦，少阳证。

身懒、下肢沉、小腿拘挛、足面肿，太阳病。

大便干、口干，阳明病。

小便不利、足肿、身懒肢沉，水饮之象。

辨证为三阳合病夹太阴水湿。且睡眠差，多梦易惊，正与条文烦惊相类，原方虽未提咳喘，但六经辨证相应，且方证相合，处方柴胡加龙骨牡蛎汤，加桔梗利咽化痰止咳。

柴胡 12g　黄芩 10g　清半夏 15g　生姜 15g

大枣 10g　党参 10g　炙甘草 6g　桂枝 10g

生龙骨 15g　生牡蛎 15g　生大黄 5g　茯苓 12g

桔梗 10g

7 剂，免煎颗粒

二诊：2012 年 5 月 16 日。

咳嗽明显减轻，仍阵发咳嗽，口苦酸，下肢沉无力，头昏，小腿拘挛及足肿消，大便仍干，小便不利减轻，眠多梦，咽痒，口干不欲饮，舌胖淡红，苔薄，脉弦尺沉。

药后显效，效不更方。

睡眠仍差，原方铅丹以煅磁石代替。

大便仍干，加大大黄量、加枇杷叶加强下气通腑之力。

前方加煅磁石 30g，炙杷叶 12g，生大黄改 8g。

7 剂后咳愈，睡眠改善。

按语： 以咳嗽为主诉而现柴胡加龙骨牡蛎汤证者，临床并不少见，典型患者三阳合病，且内有痰饮，神志不安，多现睡眠易醒、噩梦纷纭等。面色阳热者少，偏抑郁者多见。大黄的应用可不必一定便干，但若便溏，亦可以石膏代替大黄。

柴胡桂枝汤

《伤寒论》第146条：伤寒六七日，发热微恶寒，支节烦疼，微呕，心下支结，外证未去者，柴胡桂枝汤主之。

《辨发汗后脉证并治》：发汗多，亡阳谵语者，不可下，与柴胡桂枝汤，和其荣卫，以通津液，后自愈。

《金匮要略·腹满寒疝宿食病脉证治》附方(二)：《外台》柴胡桂枝汤方：治心腹卒中痛者。

三条中以《伤寒论》第146条最为经典，症状是典型的太少合病，发热微恶寒，肢节烦疼，太阳表证；微呕，心下支结，少阳半表半里证。

伤寒六七日，邪气由太阳内传，致太少合病。而《辨发汗后脉证并治》篇中提到的"和其荣卫，以通津液"则补充了柴胡桂枝汤之作用。

和其荣卫显然为桂枝汤之作用，而通津液是小柴胡汤之功效。正如《伤寒论》第230条："阳明病，胁下硬满，不大便而呕，舌上白苔者，可与小柴胡汤。上焦得通，津液得下，胃气因和，身濈然汗出而解。"

柴胡桂枝汤作为太少合病之方，在呼吸疾病中有广泛应用，感冒发热，常出现太少合病的表现，如感受外邪后出现发热、恶寒、流涕等太阳表证症状，误治或失治后邪气入里，出现咽痛、口苦、不欲饮食等少阳证症状。或情志内伤先现咽痛口苦，之后感寒复现恶寒、发热、流涕等太阳表证症状，若有汗者，均可选用柴胡桂枝汤，若兼见口渴烦躁之阳明见症，还可加石膏。

很多感冒后咳嗽或者过敏性咳嗽、咳嗽变异性哮喘患者，表现为太少合病，咽干咽痒作咳，而汗出恶风，遇风或异味则咳嗽顿作，或者环境冷热变化均现咳嗽，我常常选择柴胡桂枝汤，因有咳嗽，仿仲景桂枝加厚朴杏子汤义，柴胡桂枝汤加厚朴、杏仁。

至于《金匮要略·腹满寒疝宿食病脉证治》附方中云"柴胡桂枝汤治心腹卒中痛"者，为治疗内伤病之法，然亦可作为柴胡桂枝汤证之重要参考症状之一，我在临床上确见有些咳嗽患者，有莫名之腹痛，突然发作，有些伴有痛后腹泻，泻后痛解，马上可想到柴胡桂枝汤，再结合其他兼症及舌脉象，可确认是否是柴胡桂枝汤证。

病案：

刘某，女，51 岁。

初诊：2013 年 5 月 20 日。

主诉：左肺腺癌术后 1 个月

上月 12 日因胸痛，于肿瘤医院行左肺上叶切除，病理为腺癌，未行放化疗。寻中药调理。

刻下：遇冷、异味刺激咳嗽，左颈、背不适，汗出多，偶有痰，恶风，大便正常，纳食一般，眠差，口干不欲饮，偶恶心、干呕，咽干紧，小便不利。舌淡红，苔薄，脉细弦。

既往史：哮喘病史。吸烟史。否认过敏史。

汗出恶风，颈背不适，太阳病。

咽干紧、恶心干呕，少阳证。

口干不欲饮，小便不利，内有饮邪。

此太少合病夹饮，柴胡桂枝汤证。

因以咳嗽为主，故取桂枝加厚朴杏子汤，且厚朴、杏子有化饮之功。

柴胡 12g 黄芩 10g 清半夏 15g 生姜 15g

大枣 10g 炙甘草 6g 党参 10g 桂枝 10g

白芍 10g 厚朴 10g 杏仁 10g

7 剂, 自煎。

二诊: 2013 年 5 月 27 日。

服药 4 剂后咳嗽减轻, 左颈背不适减轻, 现咳减 8 分, 汗出减少, 小便不利减轻, 咽干, 纳食改善, 舌胖淡红, 苔薄白有裂, 脉细滑。

药后症减八分, 证明方证相合, 效不更方。

前方 14 剂, 自煎。

第二十七节
同道难解方中意，经方治咳效出奇

柴胡桂枝干姜汤

《伤寒论》第147条："伤寒五六日，已发汗而复下之，胸胁满微结，小便不利，渴而不呕，但头汗出，往来寒热，心烦者，此为未解也，柴胡桂枝干姜汤主之。"

《金匮要略·疟病脉证并治》附方（三）："柴胡桂姜汤方：治疟寒多，微有热，或但寒不热，服一剂如神效。"

柴胡桂枝干姜汤的六经归属，多数学者认为因是柴胡剂，还是少阳方，但有少阳夹饮、少阳兼津伤、少阳兼太阳表未解、少阳与太阴合病之别。

而胡希恕、冯世纶老师认为该方方药寒热错杂，当属厥阴方。

我个人认为学者所讲各有道理，在临床应用上刘渡舟老师之胆热脾寒学说指导意义更强些。原文虽然没有提及呼吸道症状，但临床以方测证，据该方方机特点，治疗呼吸病效果颇佳。

我在临床应用该方治疗慢性咳嗽、间质性肺病、支气管哮喘、慢性阻塞性肺疾病等均有良效。其辨证眼目从口苦、便溏入手比较便捷，当然若无口苦便溏，从其他见证显示为上热下寒、少阳太阴合病且具柴胡证者，可放手选用该方。

临床可单用该方，而合方时与当归芍药散合方概率最高。当归芍药散为对治血虚水盛之方，血虚最易出现上热，而下寒则易伴水湿。

以脏腑而论，柴胡桂枝干姜汤证之上热，为肝胆之热。肝体阴用阳，而阴血不足，则易致肝胆火热。下寒多为脾胃虚寒，肝胆亢旺则下乘脾土，则脾胃虚寒，水湿内生。

因之柴胡桂枝干姜汤合当归芍药散，病涉少阳太阴，涵盖气分、血分、水分，治疗范围极广。

病案：

王某，女，35岁。

初诊：2015年04月13日。

主诉：咳嗽3月余。

1月5日感冒后咳嗽，曾咯血两次，于军区总院查肺CT未见异常。于中医科学院针灸及服中药效果不理想。

刻下：咳嗽，痰不多，色黄，偶咽痒。膝部凉疼，大便溏，小便调，眠安。月经提前4～5天，有血块，足冷。舌胖淡红，苔薄黄腻，脉细滑。

咳嗽痰黄，舌苔薄黄腻，上有热。

便溏、膝部凉疼、足冷，下有寒。

属上热下寒之少阳太阴合病。

综合咽痒便溏，当为柴胡桂枝干姜汤证。

加桔梗利咽，薏苡仁化痰祛湿除痹，生龙骨化痰。

柴胡12g　黄芩10g　天花粉12g　桂枝10g

炮姜6g　炙甘草6g　生龙牡各10g　桔梗10g

炒薏苡仁15g

7剂，免煎颗粒。

二诊：2015年04月20日。

咳嗽几愈，好转近九成。偶咳一两声。大便成形，日1次（既往2次，第2次不成形）。痰白灰量少。下肢冷，口干，近3年时嗳气。眠安。舌胖淡红，苔薄，脉细滑。

3月余之咳嗽服药1周而病减九成，说明方证对应。

痰已转白，热象减，时嗳气，故去薏苡仁，加苏子以化痰降逆。

上方去炒薏苡仁，加苏子 10g，7 剂，免煎颗粒。

按语： 此患为中医同道，痊愈后曾路遇而坦言，初拿处方时困惑难解，既往服中药很多，处方者不乏名家，而笔者处方她不明何意，故疑心重重。不期药后症状顿减，始知经方疗效之奇。

大柴胡汤

《伤寒论》第 103 条："太阳病，过经十余日，反二三下之，后四五日，柴胡证仍在者，先与小柴胡汤。呕不止，心下急，郁郁微烦者，为未解也，与大柴胡汤下之则愈。"

《伤寒论》第 136 条："伤寒十余日，热结在里，复往来寒热者，与大柴胡汤；但结胸，无大热者，此为水结在胸胁也，但头微汗出者，大陷胸汤主之。"

《伤寒论》第 165 条："伤寒发热，汗出不解，心中痞硬，呕吐而下利者，大柴胡汤主之。"

《金匮要略·腹满寒疝宿食病脉证治》："按之心下满痛者，此为实也，当下之，宜大柴胡汤。"

大柴胡汤在六经辨证中属于少阳阳明合病之方，本方证既是热结在里，具有里阳证之阳明见证，又往来寒热，具半表半里之少阳证，因此用柴胡剂之和解，又加大黄下之，以解阳明里证。

本方在呼吸疾病中各种疾病都有应用，我在治疗急慢性咳嗽、慢阻肺、肺心病、支气管哮喘等都经常应用。

一些本有胃肠积热、大便偏干的患者，再因情志因素或外感因素病及少阳，出现口苦、咽干、咽痒作咳，或气喘，大柴胡汤可取速效。

一些慢性咳嗽患者应用西药顺尔宁、吸入激素等治疗效果不理想，辨证属少阳阳明合病之大柴胡汤证，原方治疗即可收到明显效果。

若兼有痰饮，合方半夏厚朴汤的机会也不少见。

部分哮喘患者慢性持续期，常常兼夹瘀血，若见大柴胡汤证，可按胡希恕老师经验合用桂枝茯苓丸，笔者临床应用效果理想。

一些肺心病患者气血水同病，大柴胡汤合桂枝茯苓丸也有用武之地。

病案：

赵某，女，24岁。

初诊：2018年10月24日。

主诉：咳嗽3个月。

3个月来咳嗽，查胸片正常，现夜间为剧，干咳无痰，咽干，饮冷食咸咳增，口和，大便干，2～3日一行，小便可，眠安，月经正常。舌暗红，苔薄黄，脉细弦。

咽干脉弦，少阳证。

大便干结，阳明证。

少阳阳明合病，大柴胡汤证。

舌暗脉细，夜间咳剧，瘀血内停，加当归、桔梗化瘀利咽止咳。

柴胡12g　黄芩10g　清半夏10g　生姜15g

大枣10g　枳实10g　白芍10g　生大黄6g

当归15g　桔梗10g

7剂，免煎颗粒

二诊：2018年10月31日。

咳嗽明显减轻，现有白痰，质稀量少，大便日一行，不成形，舌暗尖红，苔薄，脉细弦。

咳嗽明显减轻，方证相合。

痰转白，大便不成形，阳明热减，减大黄用量，加枇杷叶化痰。

前方生大黄改为4g，加炙杷叶10g，7剂，免煎颗粒。

按语： 用大柴胡汤治疗咳嗽可使咳嗽顿挫，起效迅速，但收功往往要根据患者情况进行调整，尤其药后大便转稀溏、次频者，或改以小柴胡汤，或调整大黄用量。若症退七八，也可饮食调养，听其自愈。

第二十九节
肺癌靶向腹痛泻，经方药简症可却

黄芩汤

《伤寒论》第 172 条："太阳与少阳合病，自下利者，与黄芩汤。若呕者，黄芩加半夏生姜汤主之。"

黄芩汤由黄芩、芍药、大枣、甘草组成，条文中症状提到自下利，说明本方主症为下利。

因芍药止腹痛，我在临床上体会黄芩汤证多以腹痛作泻为主。

而原文中提到太阳与少阳合病，临床实践中，确实一些患者感受外邪，太阳未尽，而现少阳证，可有发热，因此呼吸科以胃肠型感冒就诊者可见此类患者。

呕者，加半夏、生姜即小半夏汤，不但能止呕，而且能化痰，所以一些咳嗽咯痰者可用黄芩加半夏生姜汤。

薛立斋以此方治疗胆府发咳，呕水如胆汁者，《张氏医通》治伏气发温，内夹痰饮，痞满咳逆，可供参考。

病案：

牟某，女，75 岁。

初诊：2019 年 3 月 18 日。

主诉：发现肺癌 5 月余。

去年 10 月发现肺癌，口服吉非替尼，服后出现腹泻，间断发作，伴腹痛，近 1 周大便每日 2 次，偶尔 1 日 4 次，乏力，口干，咽干，咳嗽咳白痰，右侧肢体沉累、酸痛，纳可，嗳气，泛酸。小便可，眠一般，舌胖淡红，苔薄，脉沉细弦迟。

单侧肢体酸痛，咽干，腹痛，少阳证。

肢体沉累疼痛，考虑太阳病。

太少合病，腹痛腹泻，考虑黄芩汤证。

合四逆散增强理气止痛之功。

嗳气，反酸，胃气上逆，合苏连饮一则和胃降逆，一则苏叶可兼解表。

柴胡 10g　枳实 10g　白芍 10g　炙甘草 10g

黄芩 10g　大枣 10g　苏叶 6g　黄连 3g

14 剂，免煎颗粒

二诊：2019 年 4 月 1 日。

服药 3 剂后，大便前腹痛缓解，日 1～2 次，成形，右侧身体沉累明显减轻，右臂疼痛减轻，仍咽干，口干、咳痰均减少，打嗝嗳气减少，泛酸减，既往不欲饮，进食则饱胀，现食欲改善，小便可。舌胖暗，苔薄，脉沉细涩小弦。

服药后腹痛缓解，咳痰、泛酸均减，食欲改善，方证对应。

咽干，加桔梗、诃子加强利咽止咳之力。

前方加桔梗 10g，诃子 6g，28 剂颗粒。

按语：本患为肺癌患者，其腹泻可能与服用靶向药物治疗有关。但从临证表现看，属太少合病之黄芩汤证。连苏饮出自薛生白《湿热病篇·十七条》，曰："湿热证，呕恶不止，昼夜不差，欲死者，肺胃不和，胃热移肺，肺不受邪也，宜用川连三四分，苏叶二三分。两味煎汤，呷下即止。"

此患内有湿热，嗳气反酸与呕吐病机一致，且苏叶理气和中，兼能解外，黄连清热燥湿，可助黄芩，合四逆散者，加强和解少阳之功，果真 3 剂而症大减。肺癌靶向药常见副作用之一就是腹泻，中药能减轻其副作用，中西药合用，取长补短，为肺癌患者治疗提供了更多选择。

第三十节
效亦更方咳归愈，方随证转硬道理

四逆散

《伤寒论》第318条："少阴病，四逆，其人或咳，或悸，或小便不利，或腹中痛，或泄利下重者，四逆散主之。"

四逆散方虽在少阴篇中出现，且冠以少阴病之称，但以方测证，本方当为少阳方，胡希恕先生认为该方实为大柴胡汤证不呕，不可下之时选用。

此方临床应用非常广泛，笔者恩师武维屏教授非常喜欢此方，常用此方调畅气血、调理气机之升降，与小柴胡汤和解表里、调气机之出入相对应。

有些学者据此方方后注所列加减法多为温里补虚之药，而认为本方当属少阴方，但根据四逆散方药以及临床实践应用，该方属少阴未免牵强。

个人认为，本方总体药性偏凉，当属半表半里阳证，即少阳之方。少阳有气郁与化火之别，本方偏于气郁，火热不似小柴胡汤证重，且从方后注看，本方所对应之少阳证易伴见太阴病，与大柴胡汤之少阳伴见阳明证相对，但亦不似柴胡桂枝干姜汤证那般寒热错杂明显。

狭义认识四逆散证，原文中四逆可以作为一项重要参考，即患者多出现手足冷，或者容易手足凉，每逢冬季则手足凉。至于脉象，脉沉细弦可能比较多见。

本方方后注中提到或咳者，加干姜、五味子，临证呼吸系统疾病中，一些慢性咳嗽患者，表现为四逆散证者，依仲景法即四逆散加干姜、五味子往往可获效。

一些支气管哮喘、慢性咳嗽患者若兼瘀血，也可以本方合桂枝茯苓丸。

病案：

杨某，女，19 岁。

初诊：2015 年 11 月 2 日。

主诉：咳嗽 1 周。

每年秋季咳嗽，1 周来咳嗽，无痰，咽无不适，遇风冷则咳剧，大便正常，口和，冬季四逆，月经正常，手足汗出。舌胖淡红，苔薄，脉沉细弦。

脉沉细弦，冬季四逆，表里证不著，当属半表半里证之四逆散证。

脉沉，夹饮，当处四逆散加干姜、五味子。

柴胡 10g　枳实 10g　白芍 10g　炙甘草 10g

干姜 6g　五味子 15g

7 剂，免煎颗粒。

二诊：2015 年 11 月 9 日。

咳嗽频率程度均减轻，病减 5 分，大便正常，口苦，无痰，本周夜间偶咳。舌胖尖红，苔薄，脉沉细弦。

病减半，药证相合。

症现口苦，舌尖红，考虑少阳柴胡证，前方加黄芩。

夜间作咳，当虑瘀血，加当归止咳。

前方加黄芩 10g，当归 10g，14 剂，免煎颗粒。

2016 年再诊病时诉上次服药症解。

按语：本患初诊用四逆散加干姜、五味子 1 周而症减半，后出现口苦、舌红，转成小柴胡汤证，加黄芩后症解，临床确有四逆散应用后转为小柴胡汤证者，至于什么样的患者或者多大比例会转为小柴胡汤证，还需要积累病例总结。

第三十一节
症少病轻却迁延，抓住水气病豁然

真武汤

《伤寒论》第 82 条："太阳病发汗，汗出不解，其人仍发热，心下悸，头眩，身𥆧动，振振欲擗地者，真武汤主之。"

第 316 条："少阴病，二三日不已，至四五日，腹痛，小便不利，四肢沉重疼痛，自下利者，此为有水气。其人或咳，或小便利，或下利，或呕者，真武汤主之。"

真武汤按六经八纲体系属于少阴太阴合病之方，仲景点出真武汤证之病机特点为有水气。

从两处条文描述来看，四肢沉重疼痛属少阴表证，而他如心下悸、头眩、身𥆧动，振振欲擗地，小便不利，下利等，属于太阴里虚寒饮证。

本方可以治疗各种疾病，在呼吸疾病中肺心病、心衰应用最多，其他如支气管哮喘、慢性咳嗽也有应用机会。

其特点为有水饮内停上冲之证据，另外有少阴病之特点，机能沉衰，见乏力但欲寐、畏寒等兼症。

本方可合用桂枝汤、葛根汤等，治疗过敏性鼻炎、痹证有较好疗效。

病案：

牟某，男，53 岁。

初诊：2015 年 9 月 2 日。

闻异味、说话时咳嗽 3 个月，无痰，咽痒，时头紧头晕，无耳鸣，无呕恶，口和，纳食可，畏寒，大便日2次，不成形，无腹痛，小便不利。舌淡红，苔薄，脉沉细滑。

脉沉细滑，头晕，小便不利，大便不成形，太阴里虚寒饮。

头紧，畏寒，表阴证。

咽痒，少阳见证。

少阴太阴少阳合病。少阴太阴合病，咳嗽考虑有上冲之象，真武汤合苓桂术甘汤。少阳证不著，加柴胡，与甘草和解少阳。

加桔梗利咽。

炮附片9g　白芍9g　生姜15g　茯苓12g

炒白术10g　柴胡10g　炙甘草6g　桔梗10g

7剂，免煎颗粒。

二诊：2015年9月9日。

本周症状明显改善，闻异味，说话时咳嗽明显减轻，偶咽痒，头晕减轻，大便较前成形，小便可，口和，舌胖淡红，苔薄，脉沉细滑。

药后症状均减，方证对应，效不更方。

前方14剂，免煎颗粒。

三诊：2015年9月23日。

上周咳愈，睡眠一直易醒，多梦，身沉疲乏，大便日1行，不成形，小便调，头晕已，口和，舌淡红，苔薄，脉沉细滑。

服药咳愈，眠差为痼疾，加菖蒲、远志安神。

上方加菖蒲10g，远志6g，14剂，免煎颗粒。

【竹雨轩散墨】

长相思

时令暑湿，治手足脱皮，青龙、真武、薏苡均有建功，何谈成法？

手脱皮，脚脱皮，寒热湿饮需辨析，审病察气宜。

青龙宜，真武宜，薏苡竹叶也一席，师古君莫泥。

2022 年 7 月 22 日

金匮肾气丸

《金匮要略·血痹虚劳病脉证并治》："虚劳腰痛，少腹拘急，小便不利者，八味肾气丸主之。"

《金匮要略·痰饮咳嗽病脉证并治》："夫短气，有微饮，当从小便去之，苓桂术甘汤主之。肾气丸亦主之。"

《金匮要略·消渴小便不利淋病脉证并治》："男子消渴，小便反多，以饮一斗，小便一斗，肾气丸主之。"

《金匮要略·妇人杂病脉证并治》："问曰：妇人病，饮食如故，烦热不得卧，而反倚息者，何也？师曰：此名转胞，不得溺也，以胞系了戾，故致此病，但利小便则愈，宜肾气丸主之。"

从以上条文看，肾气丸可以温肾气，利小便。

此方地黄量最多，大量补阴药基础上加少量桂附，颇合《内经》少火生气之意。

《中医内科学》教材肺系疾病中喘证、哮病、肺胀稳定期属肾虚者，均把肾气丸作为主方推荐。本方临床补肾纳气定喘，又兼利水之能，对于肾虚咳喘临床有效。

病案：

崔某，女，60岁。

初诊：2005年6月3日。

主诉：发作性痰鸣气喘 16 年，加重 1 周。

曾于同仁医院做过敏原检查对多种物质过敏，诊断为过敏性哮喘。1996 年服用河南濮阳自制的一种胶囊制剂，服后症状好转，但手足抽搐，2004 年 8 月停药。

1 个月前症状加重，发作性喉中痰鸣气喘，每日凌晨 4 点发作，夜间不能平卧，白色泡沫痰，双肺可及干啰音，舌暗淡，苔薄黄，脉弦滑。

痰鸣气喘，白色泡沫样，太阴痰饮证。

"咳逆倚息不得卧，小青龙汤主之"，予小青龙汤化饮平喘。

加石膏，防饮郁化热。

炙麻黄 6g　桂枝 10g　干姜 6g　细辛 3g

法半夏 10g　炙甘草 6g　五味子 6g　石膏 20g

赤白芍各 10g

吸入普米克都保每次 200μg，日 2 次。

二诊：2005 年 6 月 20 日。

仍有夜间发作，症状较前明显减轻，双肺无啰音，舌淡暗，苔薄白，脉弦。

症状明显减轻，说明痰饮渐化，标实渐减，转以扶正为主。

舌淡暗，脉弦，仍有痰饮，太阴里虚寒。

金匮肾气丸合麻黄附子细辛汤标本兼治。

加芍药，与肉桂相合，取桂枝汤之意，调和荣卫，防外邪袭表。

炮附片 10g（先煎）肉桂 6g　熟地黄 10g　山茱萸 10g

山药 15g　茯苓 10g　牡丹皮 10g　泽泻 10g

赤芍 10g　白芍 10g　麻黄 6g　细辛 3g

三诊：2005 年 6 月 30 日。

无夜间发作，无痰，舌暗红，苔薄白，脉沉弦。

诸症悉除，方证对应。

去麻黄、细辛，防其发散；加砂仁行气，防地黄滋腻。

前方去麻黄、细辛，加砂仁 6g，14 剂。

按语：本患是支气管哮喘患者，曾服用自制胶囊，估计内有激素，久服而不能停，停则作喘，属激素依赖型哮喘。久服激素，易伤肾元。故发时先以小青龙汤平喘止咳治其标，缓解后再以金匮肾气丸补肾填精固其本，终使患者脱离自制胶囊，而仅用吸入之少量激素即能控制哮喘，极大地减少了西药毒副作用。

第三十三节
寒热腹泻证分明，救表救里遵仲景

四逆汤

《伤寒论》第 29 条："伤寒，脉浮，自汗出，小便数，心烦，微恶寒，脚挛急，反与桂枝欲攻其表，此误也；得之便厥，咽中干，烦躁，吐逆者，作甘草干姜汤与之，以复其阳；若厥愈足温者，更作芍药甘草汤与之，其脚即伸；若胃气不和，谵语者，少与调胃承气汤；若重发汗，复加烧针者，四逆汤主之。"

《伤寒论》第 91 条："伤寒，医下之，续得下利，清谷不止，身疼痛者，急当救里；后身疼痛，清便自调者，急当救表，救里宜四逆汤，救表宜桂枝汤。"

《伤寒论》第 92 条："病发热，头痛，脉反沉，若不差，身体疼痛，当救其里，宜四逆汤。"

《伤寒论》第 225 条：脉浮而迟，表热里寒，下利清谷者，四逆汤主之。"

《伤寒论》第 323 条："少阴病，脉沉者，急温之，宜四逆汤。"

《伤寒论》第 324 条："少阴病，饮食入口则吐，心中温温欲吐，复不能吐，始得之，手足寒，脉弦迟者，此胸中实，不可下也，当吐之；若膈上有寒饮，干呕者，不可吐也，当温之，宜四逆汤。"

《伤寒论》第 353 条："大汗出，热不去，内拘急，四肢疼，又下利厥逆而恶寒者，四逆汤主之。"

《伤寒论》第 354 条："大汗，若大下利而厥逆者，四逆汤主之。"

《伤寒论》第 372 条："下利，腹胀满，身体疼痛者，先温其里，乃攻其表；温里宜四逆汤，攻表宜桂枝汤。"

《伤寒论》第 377 条："呕而脉弱，小便复利，身有微热，见厥者，难治，四逆汤主之。"

《伤寒论》第 388 条："吐利，汗出，发热恶寒，四肢拘急，手足厥冷者，四逆汤主之。"

《伤寒论》第 389 条："既吐且利，小便复利，而大汗出，下利清谷，内寒外热，脉微欲绝者，四逆汤主之。"

四逆汤属太阴之方，是太阴里虚寒证正治之方。

在呼吸疾病中应用较多的，一为虚人外感，腹胀下利，虽有身疼痛、流涕畏寒等外证症状，亦应急当救里，用四逆汤。

此外一些脾肾阳虚患者，平素畏寒肢冷，腹泻便溏，易外感而致咳喘反复发作，四逆汤可作为培本之方。

一些患者虚重邪微，遇冷咳嗽，里虚寒证明显，可用四逆汤或合用理中汤（附子理中汤）治疗，或合用麻黄附子细辛汤亦可。

病案：

陈某，女，35 岁。

初诊：2021 年 7 月 7 日。

主诉：发热腹痛两天。

昨日早起恶寒发热，腹痛腹泻，稀便，未服药物，自用艾灸及热水泡脚，热退，仍腹痛，腹泻，怕冷，晨起已腹泻两次，面色萎黄，口不渴不苦。舌胖淡，苔薄，脉沉细。

恶寒发热，腹痛腹泻，脉沉细，病属少阴。

艾灸及热水泡脚后，热退，仍怕冷，腹痛腹泻。

虽有怕冷，急当救里，四逆汤证。

炮附子 6g　干姜 6g　炙甘草 12g

5 剂，免煎颗粒。

服药 1 次腹痛腹泻止，再服 1 次，共 1 剂，未再发热。余药未服。

【竹雨轩散墨】

一患儿，三日来恶寒发热，咽痛便干，扁桃体脓点。服抗生素及银翘解毒不愈。处柴胡附子剂一剂热退痛止。

漫言咽痛尽毒热，休信幼儿皆纯阳。

稚阳削损当温补，临证莫废附子方。

2021 年 4 月 27 日

理中汤

《伤寒论》第 386 条："霍乱，头痛发热，身疼痛，热多欲饮水者，五苓散主之；寒多不用水者，理中丸主之。"

《伤寒论》第 396 条："大病差后，喜唾，久不了了，胸上有寒，当以丸药温之，宜理中丸。"

《金匮要略·胸痹心痛短气病脉证治》"胸痹，心中痞气，气结在胸，胸满，胁下逆抢心，枳实薤白桂枝汤主之；人参汤亦主之。"

六经辨证，理中汤属于太阴方，为甘草干姜汤加人参、白术而成。

从寒多不用水、喜唾、胸上有寒等文字看，本方具温化寒饮之功。

呼吸疾病中病处稳定期，扶正为主，兼化痰饮，可选择本方为治。

病案：

崔某，男，39 岁。

初诊：2016 年 8 月 18 日。

主诉：咳嗽两年。

两年来间断咳嗽，刷牙时易呕恶痰涎，不吸烟，无痰，大便不成形，日两次，小便正常，口和，形体肥胖。舌胖淡红，苔薄腻，脉弦滑。

胸片：两肺纹理增重。

患者慢性咳嗽，形体肥胖，呕恶痰涎，大便不成形，病在太阴。

予苓桂二陈汤加桔梗止咳化痰。

茯苓 12g　桂枝 6g　陈皮 10g　姜半夏 15g

炙甘草 6g　桔梗 10g

7 剂，免煎颗粒。

二诊：2016 年 9 月 22 日。

时咳嗽，偶有痰，晨起刷牙恶心，呕痰涎，大便易溏，口和，遇冷易咳。舌淡红，苔薄，脉右寸关弦滑，左细滑。

药后症状改善不明显，脉单侧偏弦，水饮之征，太阴寒饮无疑。

改以理中汤加半夏、五味子化饮止咳。

党参 10g　干姜 6g　炒白术 10g　炙甘草 6g

清半夏 10g　五味子 6g

14 剂，免煎颗粒。

三诊：2016 年 10 月 8 日。

病情明显改善，大便较前成形，日 1 行，咳嗽减轻二三成，晨起呕恶。舌淡胖暗，苔薄，脉弦滑。

病情明显减轻，大便亦较前成形，药证相合。

前方再进，干姜、五味子加量。

前方干姜改为 10g，五味子改为 15g，14 剂，免煎颗粒。

守方服至 12 月，咳嗽基本缓解，在飞机上 10 小时无咳嗽。

第三十五节
咳喘沉疴用简方，执简驭繁辨阴阳

甘草干姜汤

《伤寒论》第 29 条："伤寒脉浮，自汗出，小便数，心烦，微恶寒，脚挛急，反与桂枝欲攻其表，此误也。得之便厥，咽中干，烦躁吐逆者，作甘草干姜汤与之，以复其阳……"

《金匮要略·肺痿肺痈咳嗽上气病脉证治》："肺痿吐涎沫而不咳者，其人不渴，必遗尿，小便数，所以然者，以上虚不能制下故也。此为肺中冷，必眩，多涎唾，甘草干姜汤以温之。若服汤已渴者，属消渴。"

甘草干姜汤属于太阴方，此方之辨证眼目在于多涎唾，而病机为肺中冷。

兼症可见不渴，小便数，目眩等。

甘草干姜汤甘草量倍于干姜，此方温化寒饮同时有补益之功。且甘草又可监制干姜之燥性，因此本方适合久服，我曾经治疗一患者，服甘草干姜汤一年余，未见不良反应。

既然能温化寒饮，所以寒饮病导致的咳喘、过敏性鼻炎，应用甘草干姜汤可以标本兼治。而作为虚寒肺痿之代表方，治疗肺间质病中属于虚寒寒饮内停者确实有效。

病案：

韩某，男，48 岁。

初诊：2019 年 4 月 17 日。

主诉：咳嗽 10 余年。

患者 2003 年发现系统性硬化症，2006 年因咳嗽于协和医院诊为 ILD（间质性肺病），现口服复康片、复甦片、复方维生素 B、泼尼松、环磷酰胺、N 乙酰半胱氨酸，其中泼尼松 10mg Qd，硫唑嘌呤 0.1g Qd，外用喜辽妥、VA 酸乳膏，并寻求中医治疗。

现咳嗽，晨起、疾行、上楼时咳嗽喘息，呼吸不畅，白痰量少质中，平素怕冷，眠安，无关节疼，口和，大小便正常。舌淡暗，苔润，脉沉细弦。

辅助检查：2018 年 9 月 19 日协和医院胸部 CT：与 2018 年 3 月 16 日本院老片相比，双肺间质性改变较前加重。

此患中医诊断为肺痿。

痰白，舌淡，苔润，脉沉细弦，太阴寒饮证。

处以甘草干姜汤。

干姜 15g，炙甘草 30g。

21 剂，免煎颗粒。

二诊（网诊）：服上方 21 剂，服药后呼吸顺畅，快走、上楼仍有喘气咳嗽；晨起咳嗽，喝热水止，咯少量稀白痰，二便可，口和。舌淡暗，苔白润有涎沫。

服药症减，方证对应。

无里热表现，增干姜、甘草用量。

干姜 30g，炙甘草 60g。

后据此方加减使用 5 月余。

三诊：2019 年 10 月 31 日。

因预约复查来京面诊，诉服药前三月症状明显改善，后症状平稳。现疾行气短，基本不咳，口和，二便正常，腹稍胀，颈部起红疹。舌淡暗，苔白腻，脉弦大。

2019年10月31日协和医院胸部CT：与2018年9月19日本院老片相比，双肺间质性病变较前减轻，食道扩张，新见气液平；血常规正常；抗Scl-70抗体（+++）。

诸症均减，影像学有改善，方证准确。

颈部红疹，内有湿热，前方加赤小豆当归散利湿活血清热。

干姜30g　炙甘草60g　当归10g　赤小豆15g

30剂，免煎颗粒。

第三十六节
情志致病方用巧，两剂病愈花钱少

栀子豉汤

《伤寒论》第 76 条："发汗吐下后，虚烦不得眠，若剧者，必反复颠倒，心中懊恼，栀子豉汤主之；若少气者，栀子甘草豉汤主之；若呕者，栀子生姜豉汤主之。"

《伤寒论》第 77 条："发汗若下之，而烦热，胸中窒者，栀子豉汤主之。"

《伤寒论》第 78 条："伤寒五六日，大下之后，身热不去，心中结痛者，未欲解也，栀子豉汤主之。"

《伤寒论》第 375 条："下利后更烦，按之心下濡者，为虚烦也，栀子豉汤主之。"

栀子豉汤证六经辨证属阳明里热证。

从其条文心中懊恼、胸中窒、心中结痛来看，本方病位在胸骨后，即胸膈部。

多数学者认为虚烦指的是没有有形之结，属无形之热，我觉得不然，栀子豉汤除清热之外，还可祛湿，尤其食滞化生之湿热，也可以用栀子豉汤治疗，观后世清代医家治疗湿热之连朴饮、枇杷叶煎等，均合栀子豉汤于其内，可资证明。

呼吸疾病中一些食道反流性咳嗽，表现为胸骨后不适、烧灼感，可用栀子豉汤治疗，一些胸闷变异性哮喘若表现为胸闷如窒的里实热证，也是栀子豉汤证应用范围。

病案：

王某，女，25 岁。

初诊：2014 年 2 月 27 日。

主诉：胸闷 1 周。

于朝阳医院查胸片正常，自觉心胸憋闷，睡眠易醒，询其病因，与爱人生气而起，舌暗红，苔薄腻，脉象寸关细弦。

心胸憋闷，舌红，苔腻，脉细弦，阳明里热证。

症状与《伤寒论》"烦热，胸中窒"颇类，处以栀子豉汤。

炒山栀 10g　淡豆豉 10g

5 剂，免煎颗粒。

二诊：2014 年 5 月 15 日。

患者复诊，诉上次胸闷，服两味之药方，5 剂共计 8 元多钱，一剂症减，两剂症除，后坚持服完 5 剂。症状一直未作。

此次 10 天前再次与爱人生气，胸闷复作，睡眠易醒，无咳嗽咳痰，自服沉香舒气丸等未效，复来求治，观其症舌脉与前次无异，遂再予前方 5 剂，嘱其调畅情志。

栀子甘草豉汤

六经归属与栀子豉汤同。

症状在栀子豉汤基础上增加少气，故加甘草以益气。

我临床也曾以太子参替代甘草，但感觉疗效不如甘草为好。

病案：

李某，男，38 岁。

初诊：2015 年 3 月 4 日。

主诉：胸紧两个月。

两个月前发热，于民航医院查血象后诊为支气管炎，予头孢类抗生素服用热退，春节前因胸憋于民航医院查胸片，示左肺中叶索条影，血象正常，该医院医生予苏黄止咳胶囊、抗生素，服用无效。

患者形体偏瘦，面色青黄，忧郁面容。就诊说话语声低怯，现胸紧，大声说话时觉乏力，无咳，少痰，无心悸，无泛酸，纳食正常，大便正常。舌胖暗尖红，苔薄黄，脉细弦。

既往史：无特殊，否认药物过敏史，心电图正常。

形体偏瘦，面色青黄，忧郁面容。脾虚肝郁之人。

病缘外感，抗生素苦寒清热，现胸闷胸紧，虑经治疗引邪入里。

舌尖红，脉细弦，上焦郁热。

胸紧乏力，栀子甘草豉汤证。

炒山栀 10g　淡豆豉 10g　炙甘草 6g

7 剂，免煎颗粒。

二诊：2015 年 3 月 11 日。

既往大声说话胸闷，本周已经缓解，现有时说话大声则右胸微痛，大便正常。舌胖暗红，苔薄黄，脉细滑略弦。

服药胸闷缓解，方证对应。

右胸微痛，加枳实以行气除满。

前方加枳实 10g，7 剂，免煎颗粒。

按语：大约半年后该患者症状复作，曾用他方疗效不佳，换回栀子甘草豉汤，很快病情又得到缓解。

第三十八节
痰饮也可兼郁热，重点病位在胸膈

栀子生姜豉汤

六经归属为太阳阳明合病。

在栀子豉汤基础上增加呕恶一症，故加生姜以止呕。

呼吸疾病中，内有胸膈郁热，外感寒邪也非常多见，且多内有痰饮，此时栀子生姜豉汤常与他方合用治疗，比如合小柴胡汤、麻杏石甘汤等。

病案：

何某，男，51岁。

初诊：2014年10月8日。

主诉：胸骨后痛半年。

4月因母亲过世出现胸骨后疼，于我院查心电图、肺功能、胸片均正常，UCG正常，胃镜提示慢性浅表性胃炎，服中药好转。秋凉后症复剧，胸骨后梗噎疼痛，白痰成块，大便正常，小便调，口苦。舌胖暗，苔薄，脉寸关弦滑。

秋凉增剧，有白痰成块，脉象弦滑，内有痰饮。

胸骨后疼痛，口苦，内有里热。

胸骨后梗噎疼痛，栀子豉汤。

有痰遇秋凉加重，栀子生姜豉汤合橘枳姜汤。

炒山栀10g　淡豆豉10g　生姜15g　陈皮30g

枳实10g

7剂，自煎。

二诊：2014年10月15日。

胸CT：双肺支气管纹理增重。服药3剂，胸痛梗噎缓解，前天外感，咳嗽，痰多，色白，质稀，复现胸痛，但较前明显为轻，大便正常，流涕，口苦，舌胖暗，苔薄，脉滑。

服药3剂而胸痛梗噎缓解，证明辨证准确。

后复外感，因内有痰饮，外受风寒，改以小青龙汤合小柴胡汤。

炙麻黄6g 桂枝10g 白芍10g 干姜6g

细辛3g 五味子15g 清半夏15g 炙甘草6g

柴胡12g 黄芩10g

7剂自煎。

第三十九节
痰湿食积仔细辨，一剂咳退药味简

枳实栀子豉汤

《伤寒论》第393条："大病差后，劳复者，枳实栀子豉汤主之。若有宿食者，加大黄如博棋子大五六枚，服之愈。"

本方属于六经中阳明病方。

原文是劳复之方，在临床上见到一些食积患者，以儿童及老人为多见，症见舌苔黄腻，胸闷咳嗽，大便偏干，以枳实栀子豉汤治疗可取得很好疗效，根据大便情况酌加大黄。

病案：

刘某，男，79岁。

初诊：2015年6月1日。

主诉：咳嗽一个月。

一个月来咳嗽，受凉引起，自服川贝枇杷露未效。现仍咳嗽，痰少色白，质黏，气道痒，大便干，硬球状，不规律，小便频，近来发作晨起喷嚏流涕，舌胖淡红，苔中腻，脉弦滑。

既往史：高血脂史，高血压史，平素服尼群地平。胸片：双肺纹理增重。否认过敏史，有过敏性鼻炎史。

痰黏便干，阳明里热。

气道作痒，舌苔中腻，当为阳明里热之枳实栀子豉汤证。

喷嚏流涕，似有太阳外证，方中豆豉可解外，加神曲一味既能消导，又具解表之能。

枳实 10g　炒山栀 10g　淡豆豉 10g　生大黄 5g

焦神曲 10g

7 剂，免煎颗粒

二诊：2015 年 6 月 15 日。

服药 1 剂后起效，7 剂后咳止，喷嚏流涕明显改善，6 月 3 日大便 1 次，后每日 1 次大便，条状质软，因其间摔跤，今日才来复诊。舌暗，苔薄腻，脉弦滑。

药后咳止，药证相合。

苔腻脉滑，咳虽易止，痰难速去，加半夏以化痰。

6 月 1 日方加清半夏 10g，10 剂，免煎颗粒。

按语：个人体会，枳实栀子豉汤治疗食积导致的咳嗽十分有效，儿童与老人胃肠消化能力差，易出现食积。处方时用原方即可，少加消导药也可。若郁热明显，栀子量可以适当加大。但此类方应中病即止，尤其是加用大黄者，防止过用伤正。

第四十节
咳嗽问诊必问咽，主症明了病易痊

半夏厚朴汤

《金匮要略·妇人杂病脉证并治》："妇人咽中如有炙脔，半夏厚朴汤主之。"

半夏厚朴汤属太阳太阴合病方。

《备急千金要方》中论述该方：胸满，心下坚，咽中帖帖，如有炙肉，吐之不出，吞之不下。与《金匮要略》可以相互补充。

《赤水玄珠》首载"梅核气"为"咽中如有炙脔"之病名；《医宗金鉴》云"所谓咽中如有炙脔也，俗名梅核气"，因此后世医家将半夏厚朴汤证称为梅核气证。

由于张仲景首论该方治疗妇人病，且梅核气以妇人患病者多，因此后世医家多以此方治疗妇人精神类疾病，如《中医内科学》七版教材用其治疗痰气互结导致的郁证。

分析半夏厚朴汤组方特点，方中半夏化痰散结，降逆和胃，厚朴味苦温，下气除满，助半夏以散结降逆，两药为伍，一行气滞，行气开郁，一化痰结，痰顺气消。茯苓为甘淡之品，渗湿健脾，助半夏以化痰；生姜辛温，解表散寒，温肺化饮；苏叶辛温芳香，发表散寒，理气和营。全方不仅行气散结，降逆化痰，还因有苏叶、生姜辛温之品，故可散寒解表。

当代伤寒大家胡希恕先生认为该方为太阳太阴合病之方，适合外邪里饮证，是对本方以方测证的认识，我非常赞同。《医宗金鉴》亦云"盖因内伤七情，外伤寒冷所致，宜用金匮半夏厚朴汤主之"，认为除以上内伤因素外，还有外感寒邪因素，亦是从一个侧面对半夏厚朴汤适合外寒里饮观点之支持。因此单纯从情绪抑郁、肝气郁滞、痰凝气滞来理解半夏厚朴汤有失片面，

　　而若从外邪里饮角度看待半夏厚朴汤，就能使该方的应用范围得到极大拓展。我在治疗小儿咳嗽时常用该方，临床取得了很好疗效。本方病位在咽喉，属半表半里之位，多与少阳合病，因此与小柴胡汤、大柴胡汤以及四逆散合方概率较高。

病案：

樊某，女，17 岁。

初诊：2016 年 7 月 18 日。

主诉：咳嗽 5 天。

5 天前感冒后轻咳，咽中少痰难咯出，无流涕，大便 2 日未行，口干，舌红，苔白腻，脉浮滑。

苔腻脉滑，有痰，太阴病。

脉浮，曾有感冒，考虑太阳病。

太阳与太阴合病，咽中有痰，此为半夏厚朴汤证之主症，必备之症。

口干，大便两日未行，阳明里热，加石膏清热。

再加桔梗、杏仁利咽化痰止咳。

清半夏 15g　厚朴 10g　苏叶 6g　茯苓 12g

生姜 15g　生石膏 30g　桔梗 10g　杏仁 10g

7 剂自煎

二诊：2016 年 7 月 25 日。

咳止，痰无，大便干，两日一行，舌淡红，苔薄，脉滑。

咳止痰消，脉已不浮，太阳证罢。

大便仍干，去苏叶，改以苏子一则化痰，且降气助肠道通降。

加莱菔子降气化痰消导。

前方去苏叶，加苏子 10g，炒莱菔子 15g，7 剂自煎。

【竹雨轩散墨】

如梦令·咳嗽治验

上周朋友介绍一中年妇人咳嗽就诊，夜咳难眠，开柴朴汤。微信告知当日 1 剂咳止，1 周未发。

曾记上周一妇，

夜里咳起无数，

苔腻脉细滑，

咽中总有异物。

柴朴，柴朴，

病愈仅需一副。

2014 年 7 月 10 日

苓甘五味姜辛夏汤

《金匮要略·痰饮咳嗽病脉证并治》："冲气即低，而反更咳胸满者，用桂苓五味甘草汤去桂加干姜、细辛，以治其咳满，咳满即止，而更复渴、冲气复发者，以细辛、干姜为热药也，服之当遂渴，而渴反止者，为支饮也。支饮者法当冒，冒者必呕，呕者复内半夏以去其水。"

本方属太阴方，原文用于小青龙汤后之序贯治疗，因此本方可以作为小青龙汤之后的善后方。

与小青龙汤比较，因去除了麻黄、桂枝等发散之品，故少了动冲气之虞，药性比较平和。

临床上支气管哮喘或者慢阻肺急性期过后，痰多者服用此方有较好疗效，可使痰量明显减少。

若咳嗽明显，有浮肿者，可加杏仁；若大便偏硬，可加大黄。

病案：

李某，男，39 岁。

初诊：2015 年 07 月 13 日。

主诉：咯痰 1 年。

1 年来外感后咳嗽咯痰，两次检查肺 CT 均正常，近来痰多色黄，无流涕，纳可，大便溏，日 1 次，小便调。舌胖暗红，苔薄，脉滑。

舌胖脉滑，大便溏，太阴里虚寒证。

痰黄，阳明有热。

以苓甘五味姜辛夏汤治疗太阴寒饮。

阳明有热，加桑白皮、薏苡仁清热祛湿。

不加石膏者，因大便溏，恐石膏过于寒凉。

茯苓 12g　炙甘草 6g　五味子 15g　干姜 6g

细辛 3g　清半夏 15g　桑白皮 30g　炒薏苡仁 15g

7 剂，免煎颗粒

二诊：2015 年 7 月 20 日。

服药痰明显减少，近几无，大便可，不成形，舌胖淡红，苔薄，脉细滑。

痰量近无，方证相合，继服前方。

前方 7 剂，自煎

按语： 苓甘五味姜辛夏汤治疗没有表证、单纯太阴痰饮病效果良好，若饮郁化热，可加石膏，或加桑白皮。

有些患者有痰则嗽，无痰不咳，可直接用本方。

有些无痰的时候也咳者，可加杏仁。

有些患者痰白质稀，大便却干，太阴阳明合病，可按仲景法加大黄，但量不宜过大，多数服用数剂可便通，即可停用大黄。

旋覆代赭汤

《伤寒论》第 161 条："伤寒发汗，若吐若下解后，心下痞硬，噫气不除者，旋覆代赭汤主之。"

本方中有人参、生姜、大枣、炙甘草健中，半夏、旋覆花、代赭石化痰降逆，故当为太阴方。

心下痞硬、噫气频作当是本方的方证要点。

学者多认为本方治疗痞证，为痰气痞，但临床实践中有形之痰可有可无，舌脉可有痰饮之象。

旋覆代赭汤证除了噫气不除之胃气上逆外，亦可见咳嗽之肺气上逆，因此该方可用于治疗咳喘证，尤其是一些胃炎、胃食道反流引起的咳喘患者，应用此方较多。

此方仲景以人参和赭石配伍，开创了补虚镇逆下气之先河，后世张锡纯受此启发，创立参赭镇气汤、参赭培气汤，治疗肾虚喘脱以及膈食之证，疗效卓著。笔者应用参赭镇气汤治疗运动性哮喘有一定效果。

病案：

胡某，女，53 岁。

初诊：2017 年 5 月 3 日。

主诉：咽痒咳嗽 3 个月。

遇冷、异味咳嗽明显，咽中异物感。肺 CT 示：左肺尖及斜裂胸膜下微结节。北京医院肺功能检查支气管激发试验，结果阴性，予信必可吸入乏效，予柴朴汤合桂枝汤 1 周未效。

现咽中异物感，少咳，二便调，晨起清涕，口干，舌胖淡，苔润，脉细。

咽痒作咳，少阳证。

咽中异物感，咳嗽，苔润，太阴病。

晨起流涕，太阳病。

口干，阳明有热。

太阳太阴少阳阳明合病，小柴胡汤、半夏厚朴汤加石膏清阳明里热，辛夷解外通鼻窍，桔梗、威灵仙利咽。

柴胡 12g　黄芩 10g　清半夏 10g　生姜 15g

大枣 10g　炙甘草 6g　党参 10g　厚朴 10g

苏叶 6g　茯苓 12g　辛夷 6g　威灵仙 15g

桔梗 10g　生石膏 30g

7 剂自煎

二诊：2017 年 5 月 10 日。

咳嗽，饮水后嗳气，咽中异物感，夜尿 1 次，大便偏干，眠安，舌胖淡，苔薄，脉沉细。

药后效果不佳，且有嗳气，脉沉细，仍有痰饮。

饮水后嗳气，大便偏干，考虑阳明里实，胃气上逆。

咽痒不著，少阳证不明显。

考虑太阴阳明合病，太阴病，咽中异物感，半夏厚朴汤证。

阳明病，嗳气，大便偏干，枳实栀子豉汤清里热而下气通腑，加桔梗利咽。

清半夏 10g　生姜 15g　厚朴 10g　苏叶 6g

茯苓 12g　桔梗 10g　枳实 10g　炒栀子 10g

淡豆豉 10g

7剂自煎

三诊：2017年5月17日。

咽中异物感，易嗳气，大便偏干，食后胃胀，咽部症状较初始好转，仍咳嗽，舌胖暗，苔薄黄，脉弦滑。

症仍不减，咽中异物感，且嗳气便干，食后胃胀，脉弦滑，仍有痰饮，病在太阴。

痰气交阻，胃胀嗳气，考虑为旋覆代赭汤证，加瓦楞子制酸化痰。

旋覆花10g　生赭石15g　清半夏15g　生姜15g

大枣10g　党参6g　炙甘草10g　煅瓦楞15g

7剂，免煎颗粒

四诊：2017年5月24日。

咽中异物感、咳嗽、嗳气均明显减轻，大便不畅，不净感，舌胖淡暗，苔润，脉右沉细弦，左弦滑。

诸症均明显减轻，方证相合。

继用前方，大便仍不畅，加莱菔子降气化痰。

前方加炒莱菔子10g，7剂自煎。

按语： 本患因咽中异物感，围绕半夏厚朴汤加减治疗，疗效一直欠佳。因其胃脘胀以及嗳气不太剧烈，而半夏厚朴汤也可兼顾，半夏厚朴汤无效后改以旋覆代赭汤治疗后，咳嗽、咽中异物感等症状均明显减轻，提示咽中异物感虽多属半夏厚朴证，但亦有例外。

本患据嗳气脘胀，处以旋覆代赭汤而收效显著，亦有旋覆代赭汤与半夏厚朴汤合方之病案，如此是否会增效，需要临床更多病案验证。

本案未合方，但1周而咽中异物感明显减轻，料合方效果亦不过如此。

第四十三节
气逆作咳背恶寒，抓住主症病易痊

苓桂术甘汤

《伤寒论》第 67 条："伤寒，若吐，若下后，心下逆满，气上冲胸，起则头眩，脉沉紧，发汗则动经，身为振振摇者，茯苓桂枝白术甘草汤主之。"

《金匮要略·痰饮咳嗽病脉证并治》："心下有痰饮，胸胁支满，目眩，苓桂术甘汤主之。"

《金匮要略·痰饮咳嗽病脉证并治》："夫短气有微饮，当从小便去之，苓桂术甘汤主之，肾气丸亦主之。"

苓桂术甘汤是太阳太阴合病之方，也是治疗水气病的经典方。

其特点是症自中焦始，心下逆满，然后气逆上冲，在呼吸科常见咳嗽、气喘发作，伴心悸头眩。

这种情况在慢性咳嗽、慢性阻塞性肺病、肺心病、支气管哮喘以及肺纤维化都有出现的可能，往往兼见舌苔水滑、脉象沉弦等水饮征象。

此外，一些患者表现为后背寒冷，在肺俞穴附近，如《金匮要略》所言：心下有留饮，其人背寒冷如手大。见此征象，以寒饮为多，经方大家多推荐此时应用苓桂术甘汤，我个人体会，临床用苓桂术甘汤确实多效。

病案 1：

韩某，女，64 岁。

初诊：2014 年 11 月 17 日。

主诉：气喘 1 周。

一月前甲状腺术后咳嗽，经清热化痰治疗咳几止，近 1 周咽中有痰，气道作喘，大便正常，无胃胀，口和，夜尿 1～2 次，心下悸，舌胖淡红，苔薄腻，脉沉弦。

咽中有痰，气道作喘，心下悸，脉沉弦，太阴水饮证。

心下悸，气逆作喘，方证辨证当属苓桂术甘汤证。

加桔梗利咽化痰，龙骨、牡蛎化痰定悸。

茯苓 12g　桂枝 10g　炒白术 10g　炙甘草 6g

生龙牡各 15g　桔梗 10g

7 剂，免煎颗粒

二诊：2014 年 11 月 24 日。

咳止，气逆作喘明显减轻，心下悸已，大便正常，舌胖淡红，苔薄，脉沉弦。

药后咳止、心下悸已，气喘大减，效不更方。

前方 7 剂。

病案 2：

王某，男，72 岁。

初诊：2018 年 6 月 14 日。

主诉：咳嗽 20 年，加重 1 个月。

慢性咳嗽 20 年，近 1 个月症状加重，咳嗽，背凉则咳剧，背恶寒甚，咽痒，朝阳医院肺 CT：双支气管炎。肺功能激发试验弱阳性。用信必可、苏黄止咳、顺尔宁半月余，症状稍减。

现仍咳嗽，阵发作咳，白痰量少，泡沫样，咽痒，胸闷，口和，汗出多，纳可，夜尿 1 小时 1 次，小便不利，大便不爽。舌暗瘀斑，苔薄，脉弦滑。

咽痒，阵发作咳，脉弦，少阳证。

小便不利、白色泡沫痰、胸闷，太阴病。

少阳病咳嗽选择小柴胡汤去人参、生姜、大枣加干姜、五味子。

患者又有小便不利，按原文去黄芩加茯苓。

胸闷，加杏仁，取茯苓杏仁甘草汤之意。

加桔梗利咽。

舌暗有瘀血，加当归化瘀止咳。

柴胡 12g　茯苓 12g　清半夏 10g　干姜 6g

五味子 15g　炙甘草 6g　桔梗 10g　杏仁 10g

当归 10g

7 剂，免煎颗粒

二诊：2018 年 6 月 21 日。

服药症状减轻，咽痒，背凉，遇冷时咳，清涕，怕冷，多汗，病减过半，大便基本正常，夜尿稍改善，口和，舌胖暗，苔薄，脉弦滑。

病减过半，辨证基本准确。

仍背冷，怕冷，小便仍有不利，加桂枝、白术，治疗背寒冷如手大，取苓桂术甘汤之意以化留饮。

前方加桂枝 10g，炒白术 6g，6 剂，免煎颗粒。

三诊：2018 年 6 月 28 日。

咳嗽基本缓解，小便 2～3 小时一次，背冷已，偶有清涕，舌脉如前。

咳嗽缓解，药证相合，效不更方。

前方 14 剂，免煎颗粒。

苓桂味甘汤

《金匮要略·痰饮咳嗽病脉证并治》:"青龙汤下已，多唾口燥，寸脉沉，尺脉微，手足厥逆，气从小腹上冲胸咽，手足痹，其面翕热如醉状，因复下流阴股，小便难，时复冒者，与茯苓桂枝五味甘草汤治其气冲。"

苓桂味甘汤属于太阴方，治疗水饮上冲导致的咳嗽气喘等。

原文多唾、小便难、时复冒，是水饮之象。

本方也是治疗水饮上冲，但与苓桂术甘汤不同，其证多没有心下痞满之表现，且"其面翕热如醉状"为本方证较有特征的症状。

我在临床上遇到过咳嗽、小便不利，面赤面热者，应用此方药简而效捷。

该方可作为小青龙汤之后纠偏之方，作为小青龙汤后序贯治疗之方亦可。

病案:

汲某，男，52 岁。

初诊:2017 年 6 月 26 日。

主诉:咳嗽 2 年余。

2015 年 1 月咳嗽，泡沫痰，先后于当地医院及北京协和医院就诊，气管镜检查正常。2015 年 3 月 16 日肺功能检测，提示弥散功能下降，DCcosB 63.8%。

本患为东北患者，就诊前曾服中药，检视其方，大多为益气活血、化痰通络类。今年3月协和医院诊为弥漫性实质性肺疾病（DPLD），现服用泼尼松7.5mg Qd，去年8月曾服我院某教授处服中药治疗。

近两月咳嗽加重，遇热咳泡沫痰，餐后易咳，上4楼中间需休息1次，咳时面赤，汗多，形体偏胖，大便日2次，干稀不调，小便正常，舌暗红，苔薄腻，脉沉细滑。

此患形体肥胖，苔腻，脉沉，泡沫样痰，此痰饮之象，太阴病。

面赤汗多，脉细，此冲气上逆之象，当为服用激素动冲气所致。

属太阴病之苓桂味甘汤证。

因苔细腻，考虑湿饮相合，加杏仁、薏苡仁除湿。

茯苓12g　桂枝10g　五味子15g　炙甘草6g

杏仁10g　炒薏苡仁15g

7剂自煎

二诊：2017年9月27日。

服药咳嗽明显减轻，自行停药，现遇冷咳，咳白痰，汗多，晨起头晕，小便不利，大便软。舌胖淡红，苔薄白，脉沉细滑。

方证对应，故取效迅捷。

先前诸症有减，苔腻已退，但饮为尽消。

仍宗前法，加桔梗利咽止咳。

茯苓12g　桂枝10g　五味子15g　炙甘草6g

杏仁10g　炒薏苡仁15g　桔梗10g

21剂，草药自煎

后来患者几次复诊，均以此方为基础，疗效满意。

五苓散

《伤寒论》第 71 条："太阳病，发汗后，大汗出，胃中干，烦躁不得眠，欲得饮水者，少少与饮之，令胃气和则愈；若脉浮，小便不利，微热消渴者，五苓散主之。"

《伤寒论》第 73 条："伤寒汗出而渴者，五苓散主之；不渴者，茯苓甘草汤主之。"

《伤寒论》第 74 条："中风发热六七日，不解而烦，有表里证，渴欲饮水、水入则吐者，名曰水逆，五苓散主之。"

《金匮要略·痰饮咳嗽病脉证并治》："假令瘦人脐下有悸，吐涎沫而癫眩，此水也，五苓散主之。"

五苓散是苓桂剂中的一个，从六经八纲看，本方是太阳太阴阳明合病之方。

《伤寒论》第 74 条也明确说本方治疗表里证，说明本方治疗表里合病。

结合第 71 条脉浮，表应为太阳，里证因小便不利，显然有太阴里饮。而又有口渴，烦躁，当有阳明证。方中甘寒的泽泻用量最大，也证明了阳明证的存在。

因水饮内停，下可小便不利，上可致咳喘，因此呼吸疾病应用五苓散的机会也不少。

病案：

冯某，男，70岁。

初诊：2016年7月25日。

主诉：咳嗽3个月。

3个月来咳嗽，于北大医院诊为肺纤维化，未予药物治疗。后于东城中医院服中药，咳嗽改善。航空总院肺CT提示：右肺上叶后段慢性机化炎症改变、肺纤维化、右肺大泡。北大医院肺功能报告：通气、弥散轻度减退。

现咳嗽无痰，咽痒，大便正常偏干，小便夜尿4～5次，小便慢，纳食可。舌暗红，苔薄腻，脉弦滑。

咽痒咳嗽，舌红，苔腻，少阳病。

夜尿频多，小便缓慢，苔腻脉弦，内有水饮，太阴病。

大便偏干，病涉阳明。

太阴阳明合病，以小便不利为主，大便偏干，考虑为水饮代谢失常所致，故考虑为五苓散证。

少阳病选择小柴胡汤。

故处方小柴胡汤合五苓散，加桔梗利咽。

柴胡12g　黄芩10g　清半夏10g　生姜15g

大枣10g　炙甘草6g　党参10g　茯苓12g

桂枝6g　猪苓10g　泽泻15g　炒白术10g

桔梗10g

7剂，免煎颗粒

二诊：2016年8月1日。

咳嗽明显减轻，频次及程度均减。大便偏干，小便可，夜尿4～5次。舌暗红，苔薄黄，脉弦滑。

咳嗽减轻，夜尿仍频，说明方证基本正确。

大便偏干，舌暗，考虑阳明有热，且有瘀血，加大黄活血通腑。

前方加生大黄 3g，7 剂，免煎颗粒。

三诊：2016 年 8 月 8 日。

症几愈，大便畅，夜尿 4～5 次。舌暗，苔薄腻，脉弦滑。

咳嗽几愈，大便通畅，方证准确。

苔仍偏腻，夜尿仍频，虑湿饮相合，加薏苡仁利湿，神曲消导。

前方加炒薏苡仁 15g，焦神曲 10g，14 剂，免煎颗粒。

按语： 笔者临床应用五苓散治疗呼吸疾病时，多与柴胡剂合方应用，小柴胡汤能使上焦得通，津液得下，五苓散使玄府得开，州都开启，两方相得益彰，使水饮去而咳喘平。

【竹雨轩散墨】

长相思·五苓散

一个苓，两个苓，二三四五小溲行，州都气化兴。

气流通，水流通，水逆癫眩悸得平，渴消津上承。

——小满后，雨水渐增，果遇水饮，莫忘利水妙方五苓散。

2022 年 5 月 21 日

第四十六节
症状相似当细辨，简方辨证不能简

茯苓杏仁甘草汤

《金匮要略·胸痹心痛短气病脉证治》："胸痹，胸中气塞，短气，茯苓杏仁甘草汤主之。橘皮枳实生姜汤亦主之。"

茯苓杏仁甘草汤属于太阴方，功能行气利水。

然而三味药均有止咳之功。《神农本草经》谓茯苓主"烦满咳逆"，杏仁主"咳逆上气"，《名医别录》言甘草主咳嗽，该方三味药均有止咳作用，因此本方在呼吸疾病中治疗咳嗽当无问题。

个人在临床上遇到一些慢性咳嗽患者，表现为咳嗽，少痰，气短，用茯苓杏仁甘草汤时不用过多合方。

当然这类患者咳嗽一般不是非常剧烈。高齐民老师认为本方多用在风寒袭肺后咳嗽胸痹，胸中气塞，痰饮阻肺，多先用桂枝加厚朴杏子汤，咳嗽好转，胸痹才用茯苓杏仁甘草汤，若痰多加陈皮、半夏，我觉得可以参考。

临床此类患者咳嗽，多伴有胸闷气短表现。一些过敏性咳嗽、胸闷变异性哮喘可以考虑。

因本方原文治疗胸痹，因此一些心脏疾患亦为本方主治范围，可伴心悸气短，故该方可算是心肺同治之上焦方。

病案：

吴某，男，32岁。

初诊：2019 年 2 月 20 日。

主诉：咳嗽 40 天。

40 天前始咳嗽，于 309 医院查胸片正常。肺功能：通气正常，可逆阴性。FeNO：15ppb。口服苏黄止咳胶囊、孟鲁斯特、阿斯美有效，停药即咳。

现谈话即咳，气道不适，无痰，大便正常，小便黄，唇干，微苦，有口气，纳可，眠安。舌胖暗，苔腻，脉弦滑。

舌胖苔腻，脉弦滑，考虑太阴痰饮病。

气道不适作咳，似与栀子豉汤证"胸中结痛""心中懊恼"类似，但无胸膈郁热之象，结合舌脉，考虑痰饮所致，予茯苓杏仁甘草汤。

舌暗提示瘀血，加当归化瘀止咳。

有口气，浊气上蒸，加焦神曲消导。

茯苓 12g　杏仁 10g　炙甘草 6g　焦神曲 10g

当归 10g

7 剂，免煎颗粒

二诊：2019 年 2 月 27 日。

服药前 4 天，说话咳嗽明显减轻，后闻烟味稍咳，现症状明显减轻，少痰色白，口气减，大小便正常。舌胖暗，苔腻，脉细滑。

服药症显减，效不更方。

前方 14 剂颗粒

三诊：2019 年 3 月 13 日。

眠安，症减，可与人说话 1 分钟后才咳，大便量少，不干，小便正常，口气。舌胖暗，苔薄白腻，脉细滑。

症状续减，既往说话即咳，现可说话一分钟，脉转细滑，说明方证对应。

口气仍有，恐内有郁热，加生石膏清里热。

前方加生石膏 20g，14 剂，免煎颗粒。

【竹雨轩散墨】

治一狮城妇,咳嗽一月,西医数诊无功,茯苓杏仁甘草汤三味,五剂咳除,一月随访无发。圣方虽简,岂可轻忽?

> 苓杏化饮其色白,
> 杏宣苓利上下开。
> 一两甘草奠中土,
> 水自下流胸无霾。

2022 年 9 月 5 日

橘枳姜汤

《金匮要略·胸痹心痛短气病脉证治》："胸痹，胸中气塞，短气，茯苓杏仁甘草汤主之。橘皮枳实生姜汤亦主之。"

橘枳姜汤与茯苓杏仁甘草汤主治症状相同，亦属太阴方。

我认为从三味药来看，本方治疗侧重中上二焦，其中焦脾胃症状当较为突出，可伴有胃脘痞满、呕恶等症状。

至于教材中一般认为茯苓杏仁甘草汤偏于饮停，橘枳姜汤偏于气滞也有一定道理，但临床按此区分二方应用有一定难度。

本方单用可治疗咳嗽、胸闷，与其他方药合用机会也很多。

病案：

赵某，女，28岁。

初诊：2015年3月25日。

主诉：胸闷两年。

两年前无明显诱因心慌，欲吐，之后胸闷时作，于上海华东医院查胸片、肺功能、心电图均正常，曾服倍他乐克、心元胶囊，近日服雷贝拉唑、莫沙比利均无效。

现每隔3～5分钟需深呼吸，憋闷，睡眠安，手足冷，大小便调。舌淡红，苔薄，脉沉细滑。

年轻女性，脉沉细滑，手足冷，考虑少阴病之四逆散证。

需深吸气，"呼出心与肺，吸入肾与肝"，吸气不利亦考虑从肝肾入手，四逆散可调肝。

柴胡 10g　枳实 10g　白芍 10g　炙甘草 10g

7 剂，免煎颗粒

二诊：2015 年 4 月 1 日。

病情无变化，每隔 3 ～ 5 分钟深吸气，嗳气，二便正常，舌淡红，苔薄，脉沉细。

服药病无变化，辨证失误。

考虑得病初期，有心慌，欲吐，结合脉沉，考虑内有痰饮，饮邪上逆，则心悸、呕吐，饮阻气滞，故胸闷憋气，属太阴病寒饮。

心悸，茯苓杏仁甘草汤合宜。

欲吐，且现仍有嗳气，橘枳姜汤适用。

两方难以取舍，暂且两方合用。

茯苓 12g　杏仁 10g　炙甘草 6g　陈皮 30g

枳实 10g　生姜 15g

7 剂，免煎颗粒

1 周后患者未复诊，10 天后电话随访，诉服上次中药后症状几愈，未再发作，因工作忙，故未来诊。

【竹雨轩散墨】

一剪梅

一老叟胸顶怪疾，明是饮瘀交阻，累经阳和汤、桂枝茯苓丸、茯苓杏仁甘草汤、薏苡附子散等，如泥牛入海，终以血府逐瘀汤并橘枳姜汤获愈。病机之下，方证不准，亦属徒劳。

胸顶半年症日增，高枕乏效，制酸不应。非呕非喘非气冲，心悸尿浊，舌暗便通。

饮瘀交阻证当定，化饮逐瘀，病不稍轻，更方一料症无踪，谬辨方证，治疗无功。

2022 年 8 月 24 日

第四十八节
五脏六腑令人咳，化裁经方症自和

《外台》茯苓饮

《金匮要略·痰饮咳嗽病脉证治》附方：《外台》茯苓饮："治心胸中有停痰宿水，自吐出水后，心胸间虚，气满不能食，消痰气，令能食。"

本方属太阴方，在橘枳姜汤基础上增添了人参、茯苓、白术，有后世四君子意，较之橘枳姜汤扶正化饮之力增强。适合太阴虚寒、痰饮内停之患者。

一些慢阻肺、支气管哮喘等肺系疾病患者经治疗后可出现咳喘仍在而不重，腹胀而纳谷不馨之状，我采用本方治疗，疗效满意。

其原文提到心胸中有停痰宿水，自吐出水后，心胸间虚，证之临床有些慢阻肺或支气管哮喘急性发作，经抗感染化痰等治疗，痰量大减而脾胃受伤，或者胸腔积液患者利尿或者胸腔穿刺抽液后，腹胀不思饮食，与条文颇类，若六经辨证相合，可考虑本方治疗。

病案：

贾某，男，52岁。

初诊：2013年8月5日。

主诉：咳嗽10年，加重1个月。

逢冬明显，曾查胸片：两肺纹理增重。1个月来咳嗽，始于感冒后。

刻下：咳嗽，白痰，量少，干呕，剧则呕恶，偶泛酸，无胃胀，大小便正常。舌胖暗，苔薄，脉沉滑。

咳嗽白痰，呕恶泛酸，痰阻气逆，病在太阴，处方《外台》茯苓饮。

气逆明显，加半夏化饮降逆。

党参 10g　茯苓 12g　炒白术 10g　炒枳实 10g

陈皮 30g　生姜 15g　清半夏 15g

7 剂

二诊：2013 年 8 月 14 日。

服药后诸症几愈，偶咽痒轻咳，痰少，大便正常。舌淡红，苔薄白，脉细滑。

方证相合，病情向愈，咽痒，加桔梗利咽。

8 月 5 日方，加桔梗 10g，7 剂。

第四十九节
久咳临诊辨方证，经方脉象不可轻

泽漆汤

《金匮要略·肺痿肺痈咳嗽上气病脉证并治》：咳而脉浮者，厚朴麻黄汤主之；脉沉者，泽漆汤主之。

厚朴麻黄汤与泽漆汤均为治咳之方，所区别者，在于一个脉浮，另一个脉沉。

浮沉有表里之不同。而按泽漆汤之方药分析，方中有黄芩、半夏、生姜、人参、甘草，与小柴胡汤仅差柴胡、大枣两味，其他药物泽漆、紫参、白前、桂枝，具化饮止咳之功，因此本方当为少阳太阴合病之方。

临床我在应用本方时，六经辨证属少阳太阴合病，而表现为咳和脉沉，选择此方取效比较迅速。

泽漆用猫眼草，而紫参用紫菀为多，个别病例也用过石见穿。泽漆一药有小毒，不过我在临床所用过的病例中还没有遇到过不良反应。

不少学者应用本方治疗肿瘤，个人这方面经验尚缺乏。

病案：

李某，女，24 岁。

初诊：2017 年 10 月 26 日。

主诉：间断咳嗽 2 月余，加重伴喘息 1 周。

2 月余前于地铁中受凉感冒后咳嗽，无发热，自服感冒清热颗粒，无明显好转，仍咳嗽，有痰，色白量多质黏，夜间为剧，自服小青龙汤散剂，咳稍减，后心悸，自服五苓散散剂后好转。

1月前降温后轻咳，自服桂枝汤，咳嗽好转。上周下雨以来，咳剧作喘，喉中无哮鸣，咯痰色白，量多，质稀，于国医堂就诊，予止嗽散，效不佳。

刻下：咳嗽，痰多色白质稀，偶有清沫，咳引两胁痛，剧时头晕，喘息胸闷，下午1点～5点、7点～10点潮热，口干欲饮水，口黏，不苦，大便干，1～2日一行，小便调。月经色暗红，有血块，带下量多色黄。舌淡红，苔薄，脉沉细弦。

既往史：过敏性鼻炎。

过敏史：青霉素、头孢类、甲硝唑过敏，尘螨、花粉、动物皮毛过敏。

痰多白稀，脉沉弦，内有痰饮，太阴病。

两胁痛、潮热，少阳证。

少阳太阴合病，咳而脉沉，当属泽漆汤证。

猫眼草15g　桂枝10g　黄芩10g　清半夏15g

炙甘草6g　党参10g　白前15g　紫菀15g

生姜15g

5剂

万托林（沙丁胺醇气雾剂）1支，外喷，必要时。

二诊：2017年11月8日。

服中药后万托林未用，现咳嗽几止，遇异味、冷气咳，胁痛近日减轻，眠不实，多梦，易醒，痰多白黏，大便黏，小便可，服药后矢气，大便臭秽。舌胖尖红，苔薄，脉细弦。

服药后咳嗽止，胁痛减轻，药已中鹄。

现遇冷咳，考虑太阳表证。

大便臭秽，阳明里热。

胁痛未愈，眠不实易醒，脉细弦，考虑少阳病。

痰多色白，太阴病。

辨为三阳合病夹痰饮，转以柴胡加龙骨牡蛎汤。

柴胡 12g　黄芩 10g　清半夏 10g　生姜 15g

大枣 10g　党参 10g　桂枝 10g　茯苓 12g

生龙牡各 30g　生石膏 30g

7 剂

第五十节
痰滞咽喉有专药，辨证合方增疗效

皂荚丸

《金匮要略·痰饮咳嗽病脉证并治》："咳逆上气，时时吐浊。但坐不得眠，皂荚丸主之。"

皂荚丸属太阴方，治疗浊痰壅塞，但坐不得眠，病势较急，说明皂荚化痰降浊之力很强。

临床上我们遇到老慢支、肺心病患者，咳嗽痰壅于上，采用时方三子养亲汤比较多，白芥子辛温燥烈，化痰降气力也较强，然而经方用一味皂荚效果亦非常可靠。

我在临床上没有单独应用过皂荚，多与他方合用，比如半夏厚朴汤，痰黏滞咽喉，壅塞气憋，难以咯出时，加皂荚确实可增效。

原方有大枣以扶助正气，缓和药性，缓解毒性，与葶苈大枣泻肺汤遥相呼应，葶苈子泻肺利水，治重水饮；皂荚化痰降浊，治重痰浊，而用大枣则同，均为治疗咳喘病之要妙之方。

病案：

刘某，女，63 岁。

初诊：2014 年 7 月 7 日。

主诉：痰多咳嗽 10 年。

10 年来时有咳嗽，痰多，于西苑、中日友好、北医医院就诊。胸片：肺纹理增重。服中药治疗。

刻下：痰多，晚间平卧明显，壅滞咽喉，痰白质稠，手足热，口和，大便偏干。舌暗红，苔薄，脉寸关滑。

痰多色白，太阴病。

痰黏、手足热，大便偏干，阳明病。

壅滞咽喉，平卧明显，半夏厚朴汤合皂荚丸。

加生石膏清阳明里热。

清半夏 15g　厚朴 10g　苏子 10g　茯苓 12g

生姜 15g　猪牙皂 10g　生石膏 30g

7 剂自煎

二诊：2014 年 7 月 14 日。

痰量明显减少，晚间无痰；病减 6～7 分，大便畅，手足热减，舌暗红，苔薄，脉寸关浮。

药后痰量明显减少，大便通畅，辨证准确。

猪牙皂有小毒，减量继服。

前方猪牙皂改 3g，7 剂，水煎服，日 1 剂。

桂枝茯苓丸

《金匮要略·妇人妊娠病脉证并治》："妇人宿有癥病，经断未及三月，而得漏下不止，胎动在脐上者，此为癥痼害。妊娠六月动者，前三月经水利时，胎也。下血者，后断三月，衃也。所以血不止者，其癥不去故也，当下其癥，桂枝茯苓丸主之。"

桂枝茯苓丸共五味药，原文治疗癥瘕，为血分之病。

桂枝、芍药、牡丹皮、桃仁均为活血之药，而桂枝、茯苓又含苓桂之意，能化气利水，因此本方也是治疗血水同病之方。

呼吸疾病血水同病者很多，痰饮是呼吸病最重要的病理因素，而瘀血也是上焦心肺疾病常见的致病因素，因此桂枝茯苓丸在《金匮要略》中治疗胎动下血之下焦病，而治疗上焦心肺疾病也十分有效。

胡希恕老师认为此方与四逆散合方与血府逐瘀汤相似，与大柴胡汤合方治疗支气管哮喘疗效卓著。

个人在应用该方时，常遵前贤经验，与四逆散、小柴胡汤、大柴胡汤合方，气血水同治，治疗呼吸疾病中咳嗽气喘、胸痛有很好的效果。

病案：

叶某，男，37岁。

初诊：2011年1月3日。

主诉：胸闷1年余。

1 年前劳累出现胸闷，左前胸上部为主，曾于航空航天医院及 306 医院拍 X 光片，均未见异常，心电图正常，曾服开胸顺气丸未效，仍胸闷时有发作，受凉、劳累易作，午晚易作，无疼痛，无咳嗽，大便正常，小便调。舌暗红，苔腻，脉左寸沉关滑，右寸关滑。

苔腻左寸沉，考虑太阴病，上焦痰饮。

舌暗，胸闷，依《金匮要略》云"病人胸满，唇痿舌青"，内有瘀血。

左寸沉，关滑，阳微阴弦，可选瓜蒌薤白半夏汤。

辨证属太阴病，痰饮瘀血交阻，桂枝茯苓丸可兼治血水同病。

且患者受凉易作，桂枝兼可解外，且善通心阳，故择桂枝茯苓丸。

遵仲景意，仿桂枝去芍药汤所论胸满去芍药，加枳实除胸满。

瓜蒌皮 20g　薤白 6g　清半夏 15g　桂枝 10g

茯苓 12g　牡丹皮 10g　桃仁 10g　枳实 10g

7 剂

二诊：2011 年 1 月 11 日。

胸闷减轻，症减七八成，舌暗，苔黄腻脉如前。

1 年病史，1 周治疗，病减八成，证明方证相合，前方续服。

前方 7 剂

当归芍药散

《金匮要略·妇人妊娠病脉证并治》："妇人怀妊，腹中绞疠痛，当归芍药散主之．"

《金匮要略·妇人杂病脉证并治》："妇人腹中诸疾痛，当归芍药散主之。"

当归芍药散属于太阴方，主治血虚水盛证，具有养血利水的职能。

仲景原文主要治疗妇人腹痛，而呼吸疾病中具有血虚血瘀，痰饮内停者均可选用该方。如哮喘患者与月经有关，当归芍药散就有很多应用机会。

本方与柴胡桂枝干姜汤、小柴胡汤合用机会较多。

病案：

汪某，男，30 岁

初诊：2017 年 9 月 11 日。

主诉：咳嗽 5 个月。

今年 4 月咳嗽，因前列腺炎于男科就诊，咳嗽一直未愈。现时咳，咳白痰量少，晨起喷嚏，少涕，运动后易咳。既往尿频尿急，经男科治疗好转，睡眠易汗出，心悸易醒，口干微苦，大便初硬后溏，面色青黄，舌红，苔薄黄，脉细弦滑。

口干微苦，咳嗽汗出，大便溏，上热下寒。体型适中，面色青黄，口苦便溏，按刘渡舟教授经验，此为胆热脾寒之象，柴胡桂枝干姜汤证。

脉细，尿频尿急，便溏，眠差易醒，心悸，血虚水盛，当归芍药散证。

处方柴胡桂姜汤合当归芍药散，加桔梗利咽止咳。

柴胡 12g　黄芩 10g　天花粉 12g　桂枝 10g

干姜 6g　炙甘草 6g　生龙牡各 30g　当归 10g

川芎 10g　白芍 10g　茯苓 12g　泽泻 15g

炒白术 10g　桔梗 10g

7 剂，免煎颗粒

二诊：2017 年 9 月 18 日。

睡眠明显改善，醒后能入睡，近 2 日咳嗽明显减轻，大便较前成形，口干，心悸减轻，舌胖淡红，苔薄，脉细弦。

睡眠、咳嗽均改善，效不更方。

前方 7 剂颗粒。

三诊：2017 年 9 月 25 日。

病情改善，偶咳嗽流涕，睡眠较前实，入睡改善，大便初硬后溏，口干，尿频、尿急进一步减轻，舌暗，苔薄，脉细弦。

症状续减，王道缓图，前方续服。

前方炒白术改为生白术 10g，14 剂，免煎颗粒。

大黄䗪虫丸

《金匮要略·血痹虚劳病脉证并治》："五劳虚极羸瘦，腹满不能饮食，食伤、忧伤、饮伤、房室伤、饥伤、劳伤、经络营卫气伤，内有干血，肌肤甲错，两目黯黑，缓中补虚，大黄䗪虫丸主之。"

本方当为阳明病方。

以虫类药物为主，能破血逐瘀，开创了搜剔络脉之法门。

尤在泾评价该方"润以濡其干，虫以动其瘀，通以祛其闭"，此三方面正是治疗干血的法门。仲景另一个治疗干血的方子下瘀血汤，由桃仁、䗪虫、大黄组成，三味药正好体现了三个治疗原则。

我在临床上治疗一些呼吸疾病，出现瘀血明显时应用大黄䗪虫丸，尤其在肺纤维化患者身上，经过实验研究，显示大黄䗪虫丸小剂量对肺纤维化患者疗效更好，值得临床借鉴应用。

病案：

徐某，男，68岁。

初诊：2006年6月12日。

主诉：咳嗽2年。

2005年因咳嗽就诊于外院，诊断为"肺纤维化，IPF可能性大"，曾予口服泼尼松，效果不佳。

就诊时见咳嗽，痰白、量不多，面色黧黑，皮肤粗糙，上3楼则因喘息需要休息，纳差，舌暗红，苔薄黄腻，脉滑。

高分辨率CT示：双肺蜂窝样改变。

面色黧黑，皮肤粗糙，舌质暗红，内有瘀血，与"肌肤甲错，两目黯黑"非常相似，处以大黄䗪虫丸。

咳嗽痰白，活动后喘息，太阴里虚，痰饮内阻，金水六君煎合四君子汤补虚化痰。

当归 10g　生地黄 10g　熟地黄 10g　茯苓 10g

陈皮 10g　清半夏 10g　党参 10g　炒白术 10g

薏苡仁 15g　浙贝母 10g　苦参 5g　厚朴 6g

瓜蒌皮 15g

7 剂，每日 1 剂，水煎服。

另服大黄䗪虫丸 1 丸，每日 1 次。泼尼松继续原量 10mg/d。此后中药一直守上述方案服药。

二诊：2007 年 9 月 27 日。

患者面色红润，偶咳，可上四楼休息，已停用激素，继以金水六君煎合大黄䗪虫丸善后。

按语：近年来肺纤维化的病机多数学者认为病在肺络，肺络瘀阻，普通草木类活血药物力不能逮，叶天士总结通络之辛润通络、虫类搜剔法，虫类药物活血通络出自张仲景之鳖甲煎丸、大黄䗪虫丸、下瘀血汤等，仲景在论述大黄䗪虫丸时，提到干血一词，笔者认为此与肺纤维化患者病机相类，故本患者选择了大黄䗪虫丸。

桃核承气汤

《伤寒论》第 106 条：太阳病不解，热结膀胱，其人如狂，血自下，下者愈。其外不解者，尚未可攻，当先解其外；外解已，但少腹急结者，乃可攻之，宜桃核承气汤。

桃核承气汤属于阳明方，治疗阳明蓄血证，其方证辨证眼目在于少腹急结，其人如狂。

少腹急结，可以通过腹诊协助获知，其人如狂则代表常常有精神、神志表现。大便常干结，舌质暗红。

肺与大肠相表里，有些呼吸疾病表现为阳明蓄血，大便秘结，如肺心病呼吸衰竭、肺性脑病等，投以桃核承气汤往往获效。

本方常与大柴胡汤、宣白承气汤合方应用。

病案：

王某，男，65 岁。

初诊：2015 年 1 月 6 日。

应妻邀会诊心内科一男性，王患，年已六旬，既往脑梗死史，后遗肢体及语言不利，卧床而长期便干结难解，需家人灌肠。

近日咳嗽，痰黏难出，胃纳亦减，烦躁夜甚，多言乱语，常以手护腹。床边查看患者，面赤烦躁，言语不清，以手护其左下腹，触诊左脐旁压痛，左少腹可触及一斜长条索，压痛，肌紧张，舌嫩红少苔，脉细弦。

左少腹为少阳经与足厥阴经循行之位，且参照河北刘保和教授观点，脐旁压痛为四逆散之征，故当宜少阳之四逆散。

口干便结，烦躁面赤，阳明胃家实之证明显。

左少腹可触及条索，患者腹肌紧张，压痛，结合乱语烦躁，当为阳明蓄血之象，应投以桃核承气汤。

处方四逆散合桃核承气汤。

舌嫩红少苔，津伤。

痰黏，内有痰热，加胆南星、瓜蒌、麦冬、生地黄以养阴润燥化痰。

柴胡 10g　枳实 10g　白芍 10g　炙甘草 10g

桃仁 10g　芒硝 6g　生大黄 6g　桂枝 10g

胆南星 6g　全瓜蒌 30g　麦冬 12g　生地黄 10g。

3 剂，水煎服

二诊：2015 年 1 月 8 日。

服药后已能自行排便，不成形，腹痛、烦躁、咳嗽已经大为缓解，进食改善。触诊左少腹部之条索已消失，左脐旁压痛仍在。舌脉如前。

效不更方，前方再进，3 剂水煎服。

【竹雨轩散墨】

蝶恋花·幼儿皮疹治验

治一患儿荨麻疹，予桂麻各半汤合桃核承气汤，表里双解而痊。

皮疹肤表邪气凑，热郁阳明，大便干如球。患儿舌红口气臭，由乎少动过食肉。

因势利导邪出口，桂麻各半，除疹一汗透。桃核承气荡肠垢，表里两解功立奏。

2017 年 3 月 28 日

温经汤

《金匮要略·妇人杂病脉证并治》："问曰：妇人年五十所，病下利，数十日不止，暮即发热，少腹里急，腹满，手掌烦热，唇口干燥，何也？师曰：此病属带下，何以故？曾经半产，瘀血在少腹不去。何以知之？其证唇口干燥，故知之。当以温经汤主之。"

从原文看，本方证以瘀血为明证，前面论述了下利、发热、少腹里急、腹满、手掌烦热、唇干口燥，后面一句"瘀血在少腹不去"点明了病因，因此温经汤当为温经活血、养血育阴之方。

该方内含吴茱萸汤、麦门冬汤、桂枝汤，有当归、川芎、芍药养血，又有吴茱萸、桂枝、生姜化饮，故亦为血虚水盛之方。

本方六经辨证侧重太阴。有学者以小腹凉而手心热来判断温经汤证，可资借鉴。

临床在治疗妇女月经病时广泛应用，在呼吸科治疗咳嗽喘息时有表现为温经汤证者，原方应用，亦有良效。

病案：

汤某，女，28岁。

初诊：2019年9月9日。

主诉：咳嗽3年。

2016年着急感冒后咳嗽，之后常发咳嗽，2017年病情平稳，2018年下半年后因工作劳累感冒后咳嗽，气道痒，伴憋气，遇风冷加重，无痰。曾口服顺尔宁乏效，月经基本正常，有痛经，需用暖水袋热敷止痛，大便日一次，易溏，经期大便黏，睡眠可，口和。舌淡暗，苔薄，脉沉细。

舌淡，脉沉细，遇风冷咳，大便易溏，太阴里虚寒饮。

痛经，舌淡，脉细，血虚血瘀。

属太阴血虚水盛之温经汤证。

吴茱萸 6g　桂枝 10g　川芎 10g　当归 10g

白芍 10g　牡丹皮 10g　干姜 6g　清半夏 10g

麦冬 15g　党参 10g　炙甘草 6g　阿胶 10g

7 剂，免煎颗粒

二诊：2019 年 9 月 16 日。

服药次日症减，后拔罐受凉，坚持服药，症状逐渐减轻，现咳嗽症状较前明显减轻，后背不适，上周行经，痛经减轻，大便黏，日一次。舌暗淡，苔薄，脉细。

病情减轻，方证对应。

再次受凉，后背不适，前方加葛根解表舒筋。

9 月 9 日方加葛根 12g，7 剂，免煎颗粒。

三诊：2019 年 9 月 23 日。

病减 7 分，遇冷空气，紧张时咳，胸闷，后背不适已，大便不畅，黏，不成形，睡眠流口水。舌淡暗，苔薄，脉沉细弦。

病减 7 分，后背不适缓解，治疗方药正确。

大便不成形，流口水，痰饮仍重，温经汤加白术增强建中化饮之力。

9 月 9 日方加炒白术 10g，14 剂颗粒。

小陷胸汤

《伤寒论》第138条："小结胸病，正在心下，按之则痛，脉浮滑者，小陷胸汤主之。"

小陷胸汤属阳明病方，其作用部位在胃脘部，病因为痰热内蕴，所以徐大椿称此方"下黄涎"。

原文"按之则痛"，意思是不按不痛，我在临床确实遇到此类患者，按压胃脘部时不适，有些患者自诉胃脘部不适或者悸动，结合舌脉痰热表现，舌苔多为黄腻，脉象寸关脉滑有力，选择小陷胸汤多能获效。

呼吸疾病中患者可表现为咳嗽，也有喘憋患者，此时常可加入枳实以除胸满。

病案：

王某，女，85岁。

初诊：2015年3月3日。

主诉：喘憋一个月。

由女儿轮椅推来诊室，1月底出现喘憋，反复于急诊室输液，诊断为肺部感染。既往有胃食管反流病，静点抗生素、奥美拉唑，仍喘憋反复发作，每日需要吸氧。

来诊时见咳嗽，痰多，色白，质黏，喘憋，大便通（服麻仁润肠丸），胸闷气短，胃胀，烧心易饥，舌红，苔黄腻，脉滑。查：胃脘按之痛。

痰黏、便干，胃胀烧心，苔黄脉滑，阳明里证。

结合胃脘按之痛，属小陷胸汤证。

大便偏干，痰多，加枳实、莱菔子化痰降气除满，焦神曲消导。

瓜蒌 45g　黄连 6g　清半夏 15g　枳实 10g

焦神曲 10g　莱菔子 15g

7 剂

二诊：2015 年 3 月 10 日。

1 周后复诊，喜笑颜开，诉服药后症状明显改善，上周五以来未吸氧，无咳嗽，痰晨起色黄，量明显减少，白天色白，仍有烧心，大便日一行，舌红，苔黄腻，脉左弦滑，右细滑。

药见大效，方证相合。

仍有烧心，加吴茱萸合黄连取左金丸之意。

仍有痰，加浙贝母化痰。

前方加浙贝母 10g，吴茱萸 3g。

7 剂

三诊：2015 年 3 月 17 日。

服药后本周三天无痰，服中药以来一直未输液，咳白黏痰，量少，无气短，精神佳，大便畅，无胃胀，知饥，少食即饱，舌暗红，苔腐腻剥，脉滑。

症状续减，胃纳仍少，苔腐腻，有湿滞化热之象，加茯苓、白术、黄芩健脾化湿清热。

前方加茯苓 12g，白术 10g，黄芩 6g，7 剂。

之后每次发作家人即来门诊，中药多能很快取效，老人亦不愿意在急诊输液了。

麦门冬汤

《金匮要略·肺痿肺痈咳嗽上气病脉证治》："大逆上气，咽喉不利，止逆下气者，麦门冬汤主之。"

本方由麦门冬、半夏、人参、大枣、甘草、粳米组成，重用半夏1升，后世多认为本方是治疗肺胃阴伤、虚热上攻之咳呕疾病。

六经辨证当属阳明虚热之方。其"大逆"言气逆之重，结合"上气"一词，本方治疗的咳嗽往往比较剧烈，或者气喘，但必见咽喉不利之表现，此咽喉不利，我体会可以是咽干、咽痒，也常见咽喉有痰难以咯出，或者异物感，与半夏厚朴汤之梅核气表现类似。

临床应用本方注意麦冬量应大，原方是七升，笔者一般从30g用起，多时用到70g。粳米用山药代替效果良好。

本方半夏善化痰饮，用量仅次于麦冬，故本方治疗阳明虚热夹饮之证。

咽喉不利者，常加牛蒡子，与山药相合，乃张锡纯用药经验，滑涩、补泻并用，善定喘嗽。

本方治疗咳嗽变异性哮喘、过敏性哮喘、放射性肺炎、肺纤维化均有很好的效果。

病案：

相某，女，28岁。

初诊：2018年12月26日。

主诉：咳嗽反复发作 3 年。

2016 年初咳嗽，朝阳医院诊为咳嗽变异性哮喘，在我院服中药一月症解。去年未作，两月前复咳嗽，于我科服苏黄止咳胶囊、养阴清肺胶囊效果不佳。

现仍咳嗽，痰少色白，咽痒，上下楼咳剧，晨起偶咳嗽呕吐，口干，睡眠多梦，醒后难再入睡，大便正常，小便调，月经量少。舌胖暗尖红，苔薄，脉细弦。

月经量少，口干，脉细，眠多梦，阳明虚热证。

白痰，呕吐、脉弦，痰饮证。

阳明虚热夹饮，且咽痒咳嗽，考虑麦门冬汤证。

养阴清肺胶囊虽亦有麦冬，偏重养阴，但降逆化饮不足。

舌暗，加当归活血。

咽痒，加牛蒡子利咽止咳。

麦冬 45g　清半夏 15g　党参 10g　炙甘草 6g

怀山药 10g　大枣 10g　牛蒡子 10g　当归 10g

7 剂颗粒

二诊：2019 年 1 月 2 日。

服药后咳嗽明显减轻，近来因着急激动复咳，无痰，大便不规律，舌脉如前。

药见大效，方证对应。

因情绪波动咳嗽，考虑肝胆郁热，加黄芩泻白散。

前方加桑白皮 10g，地骨皮 10g，黄芩 10g，7 剂颗粒。

三诊：2019 年 1 月 9 日

轻咳，少痰色白，大便可，舌淡红，苔薄，脉细滑。

症已渐平，热象渐减，剩勇追穷寇，改回首次处方，加钩藤以息风。

12 月 26 日方加钩藤 12g，7 剂颗粒。

按语：麦门冬汤证之咳嗽多较剧烈，且痰少或无痰，其咳嗽亦多阵发性咳嗽，且伴咽痒，与少阳咳嗽不易鉴别。若无口苦、胁肋不适之其他少阳证表现，可单用麦门冬汤，若兼口苦，合用黄芩泻白散也是良法，临床应用多有协同之功效。注意麦门冬用量不宜太小，否则若无效则不知是药物剂量不足还是方证不对。

【竹雨轩散墨】

蝶恋花·咳嗽案一则

治一妇，呛咳月余，燥湿相混，重用寸冬（麦门冬汤）而症顿挫。

病起感邪气上逆，咳必遗尿，入夜难休息。咽痒口干脉弦细，便常舌赤苔黄腻。

抗炎化痰查无据，中西杂投，缠绵病难愈。润燥犹嫌湿更聚，寸冬重剂症即去。

戊戌岁末于竹雨轩（2019年1月22日）

第五十八节
痰黄带血治宜清，顾护中焦症始宁

《千金》苇茎汤

《金匮要略·肺痿肺痈咳嗽上气病脉证治》附方："治咳有微热，烦满，胸中甲错，是为肺痈。"

方中四味药芦根、薏苡仁、桃仁、冬瓜仁，芦根清热生津，甘寒不碍胃，薏苡仁清热化痰排脓，健脾利湿，且利小便，使痰既可从上咳吐而出，又使热邪从小便而走，冬瓜仁清热化痰，与桃仁二者润肠通便，使痰热从大便而出，桃仁入血分，并能活血。

药仅四味，清肺化痰而不碍胃，健脾利湿而不助邪。开上窍以排痰，启下窍而除热。行气分则化痰浊，走血分而化瘀脓。

临床上治疗痰热壅肺证的咳喘患者，比如肺脓肿、支气管扩张症、慢阻肺、支气管哮喘等，有良好疗效。笔者常合桔梗、鱼腥草或败酱草加强清热化痰之力。

病案：

焦某，女，31岁。

初诊：2015年07月13日。

主诉：咳嗽咯痰3年。

支气管扩张病史3年。3年前咳嗽咯痰带血，于朝阳医院肺CT检查诊为支扩。一个月前咯血，鲜红血丝，于朝阳医院就诊，经治好转。

现咯痰，黄绿色，质黏量不多，晨3～4口，偶红黄相间，大便黏，小便正常，月经基本正常。舌淡红，苔薄，脉细滑。

既往史：2010年肺大泡切除，鼻炎史。

痰黄绿质黏，偶尔带红，大便黏，痰热之象，阳明痰热证。

方证辨证属《千金》苇茎汤证。

加桔梗汤、枇杷叶化痰排脓。

痰绿为肝之色，加黛蛤散化痰散结清肝。

"见肝之病，知肝传脾，当先实脾"，加焦神曲消导护胃。

因有出血，易桃仁为三七化瘀止血。

干芦根30g　炒薏苡仁30g　三七6g　冬瓜仁15g

青黛4g　海蛤壳12g　桔梗10g　炙甘草6g

炙杷叶12g　焦神曲10g

7剂，免煎颗粒

二诊：2015年7月20日。

痰量明显减少，偶咽痒作咳，痰黄有沫，大便日1～2次，成形质黏，舌红，苔薄腻，脉细滑。

痰量明显减少，痰色转为黄色，说明方证对应。

大便次数增多，加败酱草、炮姜取薏苡附子败酱散之意，清热化痰，温中止血，防过用寒凉，病转太阴。

前方加败酱草30g，炮姜5g，7剂，免煎颗粒。

瓜蒌薤白半夏汤

《金匮要略·胸痹心痛短气病脉证治》："胸痹不得卧，心痛彻背者，瓜蒌薤白半夏汤主之。"

本方是在瓜蒌薤白白酒汤基础上加半夏一味，而瓜蒌薤白白酒汤主治"胸痹之病，喘息咳唾，胸背痛，短气，寸口脉沉而迟，关上小紧数"，结合在该篇之初"阳微阴弦，即胸痹而痛"，可知瓜蒌薤白剂其主脉当为寸脉沉，关尺紧、弦，即上虚下寒，下焦寒湿寒饮上冲，而出现胸痹之症。

笔者应用瓜蒌薤白半夏汤多遵胸痹脉象特点，寸脉沉，关脉弦滑。不用白酒的话，常加桂枝或桂枝甘草汤以通阳。

临床不明原因胸闷或者慢阻肺、哮喘患者，出现咳喘胸闷、寸沉关滑之时，可考虑选择瓜蒌薤白半夏汤治疗。

病案：

李某，男，46 岁。

初诊：2013 年 11 月 4 日。

主诉：咳嗽反复发作 10 年。

10 年来逢冬作咳，曾查胸片正常，至夏缓解。1 个月来复咳，1 周来加重，咳黄痰，未服药，痰黏量不多，咽痒，气道不适，口和，略胸闷，纳可，大小便正常。查：双肺呼吸音清。胸片：两肺纹理重，血常规正常。舌胖淡红，苔薄，脉寸沉关滑。

咽痒作咳，加重1周，考虑外邪入半表半里之少阳证。

痰黏，胸闷气道不适，脉寸沉关滑。上焦有痰，瓜蒌薤白半夏汤证。

加桔梗利咽，合杏仁止咳。

柴胡12g　黄芩10g　清半夏15g　生姜15g

大枣10g　炙甘草6g　党参10g　全瓜蒌20g

薤白10g　桔梗10g　杏仁10g

7剂

二诊：2013年11月21日。

症减7～8分，偶咳，遇风时咳，痰近乎无，胸闷、气道不适已，大便正常，较前成形，咽痒已。舌胖暗，苔薄，脉寸关弦滑。

症状大减，痰几无，效不更方。

前方7剂。

第六十节
咳嗽四年小水难，气血水湿当统观

当归贝母苦参丸

《金匮要略·妇人妊娠病脉证并治》："妊娠，小便难，饮食如故，当归贝母苦参丸主之。男子加滑石半两。"

当归贝母苦参丸方中由当归、贝母、苦参三味药组成，功能和血开郁，清泄湿热。

原文治疗妇人怀孕后小便难，而以方测证，本方当归可治咳逆上气，贝母化痰止咳，苦参清热燥湿，其止咳化痰效果可知。

当归活血养血，则本方适于血瘀血虚、痰湿化热之咳喘患者。

病案：

沈某，男，46岁。

初诊：2012年9月5日。

主诉：咳嗽4年，近2日复咳剧。

咽痒，小便不利，痰少色白质黏，大便溏，口渴，舌淡暗，苔薄，脉沉细。

小便不利，痰白，太阴病痰饮证。

质黏，口渴，饮郁化热之象。

大便溏，太阴里虚，水湿之征。

舌暗，有瘀血。

太阴阳明合病，以苓桂杏苡桔贝汤化饮利湿清热。

茯苓 12g　桂枝 10g　杏仁 10g　浙贝母 10g

桔梗 10g　炒薏苡仁 15g

7 剂

二诊：2012 年 9 月 12 日。

咳嗽稍减，小便不利，大便时溏，痰白黏量少，舌淡暗，苔薄，脉细弦沉。

咳嗽有减，思路基本正确。

未见大效，查脉细舌暗，为血虚血瘀，首诊未用血分之药，仍小便不利，兼有水湿，合当归贝母苦参丸养血活血利湿化痰。

前方加当归 10g，苦参 6g，7 剂。

三诊：2012 年 9 与 19 日。

咳嗽明显减轻，小便较前畅，痰少色白，大便时溏，左足痛，舌脉如前。

咳嗽大减，小便亦畅，证明方证准确，效不更方。

前方 7 剂。

按语：在呼吸疾病中，除了肺与大肠相表里，大便通畅与否非常重要之外，小便的畅利与否也十分关键，小便不利常常提示内有水饮或湿热，这是导致咳喘的重要病理因素，当归贝母苦参丸可以将湿热从小便排出。

本患虽然首诊即注意到小便不利问题，考虑湿饮相合，而用苓桂杏仁苡桔贝汤，有小效，而小便无改善；合用当归贝母苦参丸后小便畅而咳嗽明显减轻，也显示了当归贝母苦参丸在治疗中的作用。

笔者亦曾有个别病患应用本方与五苓散合用治疗小便不利之病案，较之单纯五苓散效果增强，大概是有些病患是五苓散证兼夹湿热之故。

第六十一节
咳嗽黄痰气道疼，小方合用力更雄

経方
拍
案

-147-

薏苡附子败酱散

《金匮要略·疮痈肠痈浸淫病脉证并治》："肠痈之为病，其身甲错，腹皮急，按之濡，如肿状，腹无积聚，身无热，脉数，此为肠内有痈脓，薏苡附子败酱散主之。"

薏苡附子败酱散是治疗痈脓之方，该方薏苡仁、败酱草清热解毒排脓，附子强壮温中，助脓排出。

痈疡日久，既有热毒，又有里虚，该方最宜。

原文治疗肠痈，为下焦疾病，而治疗肺痈，呼吸系统感染，尤其是慢性炎症、肺脓肿、支气管扩张等，应用薏苡附子败酱散有较好效果，能扶正祛邪，减少急性发作次数。

病案：

高某，女，44岁。

初诊：2017年1月16日。

主诉：气道疼，咳黄痰3年余。

3年来每逢感冒后咽痛，气道疼，咯黄痰，经常口服消炎药，后经输液抗感染治疗，胸片检查正常，现咳嗽，咯黄痰，量少，气道疼，大便正常，口干，不欲饮，咽痛，纳可。舌淡，苔薄，脉细滑尺沉。

咳嗽黄痰，口干咽痛，气道疼，阳明痰热，《千金》苇茎汤证。

气道疼，舌淡尺沉，虚实夹杂之薏苡附子败酱散证。

加桔梗既能排痰，又止咽痛。

干芦根 30g　炒薏苡仁 18g　冬瓜仁 15g

桃仁 10g　败酱草 30g　炮附片 6g（先）　桔梗 10g

7 剂，饮片，水煎服，日 1 剂。

二诊：2017 年 2 月 6 日。

服药 3 剂，气道疼明显改善，痰无，有心慌，后将药物减半服。近来眠差，凌晨 3 点醒，后难入睡。近 3 日喷嚏，流清涕，咽紧。舌淡，苔薄脉沉细滑。

服药诸症大减，辨证准确。

近 3 日喷嚏清涕，考虑复感外邪。

脉沉细，内有痰饮，合前外感成为外邪里饮证。

睡眠差，凌晨 3 点醒，肝胆有热。

参苏饮解表化痰，加黄芩、竹叶清热。

苏叶 10g　党参 10g　茯苓 12g　清半夏 10g

陈皮 10g　葛根 12g　前胡 10g　桔梗 10g

枳壳 10g　黄芩 10g　炙甘草 6g　竹叶 6g

7 剂，饮片，水煎服，日 1 剂。

药后诸症缓解。

第六十二节
寒热错杂咳嗽喘，方证时辰是关键

乌梅丸

《伤寒论》第338条："伤寒脉微而厥，至七八日肤冷，其人躁无暂安时者，此为脏厥，非蛔厥也。蛔厥者，其人当吐蛔，今病者静，而复时烦者，此为脏寒，蛔上入其膈，故烦，须臾复止，得食而呕，又烦者，蛔闻食臭出，其人常自吐蛔，蛔厥者，乌梅丸主之，又主久利。"

乌梅丸为学者公认的厥阴病之主方，该方寒热并用，气血同调，补泻兼顾。

临床目前蛔厥证十分少见，如典型之厥阴提纲证者亦不多见，但据厥阴提纲证，厥阴病之特点可概括为：上热下寒，合并气机冲逆。

气机冲逆可表现为呕吐、咳嗽、气喘，因此对于呼吸疾病乌梅丸仍有很多应用机会。

笔者恩师武维屏教授治疗激素依赖型哮喘，用乌梅丸多效，在应用时常把附子换为淫羊藿、补骨脂等。

我在临床上治疗哮喘、慢性咳嗽、肺纤维化等，均有应用乌梅丸而获得良效的病案。此方舌象之热象不会太重，脉象多见沉细、沉细弦或者弦减。另外本方应用宜按仲景原方比例，如黄连量应用偏小，容易出现上热加重情况。

病案：

吴某，女，38岁。

初诊：2017年3月8日。

主诉：憋气2个月。

2个月前憋气，于清华长庚医院就诊，肺部CT检查正常，肺功能检查考虑CVA，予信必可、顺尔宁，无效，后服川贝蒸梨。

现咳嗽，咳痰量少色黄，吸入冷空气、运动后憋气，大便晨起3次，不成形，小便正常，月经正常，痛经有血块，口微干，凌晨3点醒，舌胖暗，苔薄腻，脉沉细弦。

口干，痰黄，上有热。

大便不成形，痛经，下有寒。

凌晨3点醒，厥阴病欲解时。

结合上热下寒，考虑厥阴病之乌梅丸证。

乌梅24g　黄连15g　黄柏10g　干姜10g

桂枝10g　细辛3g　川椒6g　炮附片6g（先煎）

党参10g　当归10g

7剂，水煎服，日1剂，分2次服。

二诊：2017年3月15日。

痰量减少，咳嗽减，憋气明显减轻，大便晨2～3次，多不成形，本周眠安，既往凌晨3点醒已经两个月。口和，舌淡红，苔薄腻，脉沉细滑。

咳喘均减，睡眠转安，方证相合。

大便仍频，且不成形，加强温中之力。

前方改川椒为10g，炮附片为10g，7剂自煎。

三诊：2017年3月22日。

无咳嗽，无憋气，晨起大便2次，不成形，昼间1次成形，痰淡黄，口和，眠安，舌淡红，苔白腻，脉沉细滑。

诸症续减，大便次数减少，仍不成形，加石榴皮以收涩祛湿。

3月15日方加石榴皮15g，7剂自煎。

按语：因乌梅丸目前很难买到，临床多开汤药或免煎颗粒，很多患者诉药味难吃，如用丸剂，口味会好得多，至于丸剂、汤剂疗效是否有差异，还需要临床验证。

麻黄升麻汤

《伤寒论》第 357 条："伤寒六七日，大下后，寸脉沉而迟，手足厥逆，下部脉不至，喉咽不利，唾脓血，泄利不止者，为难治，麻黄升麻汤主之。"

麻黄升麻汤是经方中为数不多的药味比较多的方子，由麻黄、升麻、当归、茯苓、白术、芍药、天冬、石膏、干姜、桂枝、甘草、黄芩、知母、葳蕤组成。

方中寓麻黄汤、白虎汤、苓桂术甘汤，外散风寒，内清里热，兼养阴血。

本方为寒热错杂之厥阴方。呼吸疾病中的一些有内伤基础的外感发热，可出现发热、咽痛、腹泻等症状表现，有应用麻黄升麻汤的机会。

病案：

朱某，女，54 岁。

初诊：2016 年 6 月 22 日。

主诉：咽痛一个月。

患者一个月前回国途中，乘飞机时因空调风冷，出现咽痛、关节痛，服中西药物乏效。来诊时咽痛，下肢烘热烧灼感，无发热，无咳嗽咳痰，大便不成形，口苦，小便可，有汗，舌淡红，苔薄，脉沉细。

咽痛、口苦，当有上热。

下肢红热灼烧感，概由津伤所致。

便溏考虑下寒。

寒热错杂之厥阴病，且咽痛、便溏与咽喉痛、泄利不止相类，方证当为寒热错杂之麻黄升麻汤证。

炙麻黄 6g　桂枝 6g　炙甘草 6g　升麻 10g

生石膏 20g　茯苓 12g　炒白术 10g　白芍 10g

天冬 10g　干姜 6g　当归 10g　玉竹 10g

黄芩 6g　知母 6g

7 剂颗粒

二诊：2016 年 6 月 29 日。

服药至第 4 剂，下肢烘热明显减轻，咽痛已，大便成形，日 1 次，口苦减，舌淡红，苔薄，脉右沉细，左沉细滑。

咽痛缓解，下肢烘热明显减轻，大便成形，津液来复、阳热得清之佳兆，药取效明显，效不更方。

前方 7 剂颗粒。

半夏泻心汤

《伤寒论》第 149 条："伤寒五六日，呕而发热者，柴胡汤证具，而以他药下之，柴胡证仍在者，复与柴胡汤。此虽已下之，不为逆，必蒸蒸而振，却发热汗出而解。若心下满而硬痛者，此为结胸也，大陷胸汤主之；但满而不痛者，此为痞，柴胡不中与之，宜半夏泻心汤。"

《金匮要略·呕吐哕下利病脉证治》："呕而肠鸣，心下痞者，半夏泻心汤主之。"

半夏泻心汤属寒热错杂之厥阴方，按脏腑辨证属胃热脾寒，本方治疗脾胃病疗效卓著。

而脾胃病与呼吸疾病关系密切。时下饮食不节，损伤脾胃者众多，脾为生痰之源，肺为贮痰之器，脾胃受损，痰湿水饮内生，肺鲜有不病者。

又脾胃为气血生化之源，脾胃一病，气血化源不足，土不生金，卫外不固，则外邪反复袭肺。

而调理脾胃众方中，半夏泻心汤非常常用，目前临床上一些食道反流性咳喘、慢性咽源性咳嗽，不少患者表现为半夏泻心汤证。

半夏泻心汤证的方证特点概括为"呕、利、痞"，寒热错杂，中焦痞塞，在上可表现为呕恶、嗳气、反酸、呃逆等，在下可表现为下利、便溏或者便软。

咳嗽患者兼见反酸者，我常加吴茱萸，与黄连成左金丸，或者加煅瓦楞制酸。若腹胀明显，可加厚朴，即有厚朴生姜半夏甘草人参汤之意。若咽中痰堵，可合用半夏厚朴汤。

病案：

张某，男，39 岁。

初诊：2013 年 9 月 16 日。

主诉：咳嗽反复发作 5 年。

5 年来咳嗽反复发作，今年胸片检查正常，既往有过敏性鼻炎史。

刻下：咳嗽，晚间咳甚，无痰，喷嚏，流涕，大便正常，泛酸，无嗳气。舌胖暗红，苔黄腻，脉弦滑。

喷嚏流涕，寒饮之象。

泛酸，冲逆之征。

苔黄腻，脉弦滑，里热之象。

寒热错杂，气机冲逆，厥阴病。

半夏泻心汤加吴茱萸化饮，合黄连有左金丸之意制酸。

清半夏 15g　黄芩 10g　黄连 6g　干姜 6g

炙甘草 6g　党参 10g　大枣 10g　制吴茱萸 3g

7 剂

二诊：2015 年 7 月 1 日。

患者诉 2013 年服药后咳止，既往咳嗽多年，中西药物吃了很多，花费数千元，不如当年那 7 剂药，一直未咳嗽。近 2 周咳嗽，鼻痒，无痰，偶泛酸，大便时溏，舌淡红，苔薄黄腻，脉左弦滑右细滑。

服药七剂而咳愈，且两年未发，说明辨证准确。

此次发病与前同，再予前方。

2013 年 9 月 16 日方 7 剂续服。

第六十五节
时方曾效今无效，转投经方症又消

生姜泻心汤

《伤寒论》157条："伤寒汗出，解之后，胃中不和，心下痞硬，干噫食臭，胁下有水气，腹中雷鸣，下利者，生姜泻心汤主之。"

与半夏泻心汤比较，生姜泻心汤之水气为重，所以仲景强调其有腹中雷鸣、下利，因此在半夏泻心汤基础上，若见肠鸣下利明显者，予生姜泻心汤为宜。

本方在呼吸疾病中主治疾病与半夏泻心汤类似，只不过侧重水气而已。

病案：

杨某，男，67岁。

初诊：2014年4月22日。

主诉：咳嗽咳痰10年，加重半年。

既往有COPD病史，2013年11月26日开始就诊，咳嗽咯痰，舌苔黄腻，予甘露消毒丹有效，后自行在门诊抄方。

近来服甘露消毒丹无改善，症状加重，痰少质黏，咽痒，口干苦，心下痞，嗳气呃逆频作，饮水后胃中有振水音，大便不成形，小便调，眠安，舌胖暗淡，苔腻，脉弦滑。

咽痒痰黏，口干口苦，上有热。

心下痞，大便溏，下有寒。

寒热错杂，嗳气频作，气机冲逆，病属厥阴。

胃中振水音，内有水气，生姜泻心汤证。

加桔梗利咽，杏仁止咳，痰黏加生石膏清热解凝。

生姜 15g　清半夏 15g　黄连 6g　黄芩 10g

党参 10g　大枣 10g　干姜 3g　炙甘草 6g

桔梗 10g　杏仁 10g　生石膏 30g

二诊：2014 年 4 月 29 日。

咳嗽明显改善，呃逆嗳气几止，振水音消失，大便溏软，心下痞仍有，口干苦，舌胖淡暗，苔薄腻，脉弦滑。

呃逆嗳气均解，咳嗽明显改善，方证对应，病未痊愈，前方再服。

前方 7 剂。

猪苓汤

《伤寒论》第 223 条："脉浮，发热，渴欲饮水，小便不利者，猪苓汤主之。"

《伤寒论》第 319 条："少阴病，下利六七日，咳而呕渴，心烦不得眠者，猪苓汤主之。"

猪苓汤为阳明病方，方中有泽泻、滑石之寒，因此本方偏于清热，因有阿胶，所以能育阴，本方亦是血虚水盛之方。

在临床应用中治疗泌尿系感染多用。而《伤寒论》中提到该方可治疗"咳而呕渴"，即咳嗽亦有应用该方的机会，临床遇到一些咳嗽患者，表现咽痒咳嗽，痰少质黏，小便不利，尿热尿痛，水热互结，上逆犯肺，则可应用猪苓汤治疗，效如桴鼓。

我在临床上应用该方与小柴胡汤合方机会较多。临床发现一些慢性咳嗽患者，还有一些支气管扩张患者容易见到猪苓汤证咳嗽。

病案：

韩某，女，74 岁。

初诊：2014 年 1 月 29 日。

主诉：咳嗽 40 余年。

慢性咳嗽 40 余年，多于冬季发作，曾于山西当地医院查胸片未见异常。近 3 年咳嗽加重，四季均咳，冬季为重，阵发作咳，无痰，口干，咽痒，大便不成形，小便不利，眠差。舌胖暗红，苔薄，脉细滑。1971 年曾患肺结核，后治愈。

咽痒而干，少阳见症。

口渴，小便不利，眠差，舌红，脉细滑，阳明血虚水热证。

故予小柴胡汤合猪苓汤，口渴，改半夏为瓜蒌根，去生姜、大枣、党参，加薄荷、钩藤利咽止痒。此施今墨之对药经验。

柴胡 10g　黄芩 10g　天花粉 12g　炙甘草 6g

猪苓 12g　茯苓 12g　滑石 15g　泽泻 10g

阿胶珠 10g　薄荷 10g（后下）　钩藤 12g

10 剂自煎

二诊：2014 年 2 月 10 日。

诉咳嗽明显减轻，咽痒作咳，痰少，小便不利，眠差（服佐匹克隆），大便不成形，口干，既往服镇咳药（复方甘草片），近来未服。舌胖暗红，苔薄黄，脉寸关细滑。

药已中鹄，证明辨证准确。

前方再加桑白皮、地骨皮，取泻白散泻肺利水之意。

前方加桑白皮 10g，地骨皮 10g，14 剂。

三诊：2014 年 2 月 24 日。

偶咳，痰少，眠可，小便不利，大便成形，咽痒。舌胖暗红，苔薄黄，脉细滑。

症状续减，仍有咽痒、小便不利，加桔梗、杏仁、薏苡仁以利咽祛湿。

1 月 29 日方加桔梗 10g，杏仁 10g，炒薏苡仁 15g，14 剂。

后来 4 月份受凉咳增，于他医处就诊，与二陈汤合过敏煎加减 1 个月无效，后复就诊于余，再以柴胡猪苓汤 1 周而症愈八分，患者诉服此方每服皆效，且为近年来症状改善最好者，因要回山西，求带药 4 周以防复发。

第六十七节
咳嗽气短入寐难，经方巧治间质炎

防己地黄汤

《金匮要略·中风历节病脉证并治》："治病如狂状，妄行，独语不休，无寒热，其脉浮。"

防己地黄汤方由防己、地黄、防风、桂枝、炙甘草组成，本方为太阳阳明合病之方。

地黄量最大，按原文描述，本方最多用于治疗精神神志类疾病，宋孝志老师将本方用于治疗精神病、重度失眠。

本方根据文献报道，有些学者用于治疗类风湿关节炎，从此病看当有表证问题。方中使用桂枝、防风，结合脉浮，从太阳表证来解释亦有道理，为阳明虚热内扰，复受外邪。

本方在治疗呼吸疾病中，从肾虚复感外邪角度应用本方，治疗喘证亦有机会。因大剂量熟地黄补肾填精，而防己、桂枝、防风又能解表祛风除湿，一些继发性肺间质病有应用本方机会。

病案：

赵某，女，62岁。

初诊：2018年9月6日。

主诉：干咳气短1年半。

2016年12月干咳气短，于肥城市某医院CT诊为间质性肺炎，予激素治疗，症状改善。后于山东省胸科医院就诊，予泼尼松30mg Qd，现减至

5mg Qd 已两个月。

现上 2～3 层楼气短，阴天胸闷，不咳，少痰，眠差，晚 10 点入睡，0 点醒来难入睡，纳可，口干，偶口苦，大便正常，小便调，近日小便不利，久立腿颤。舌胖淡红，苔薄腻，脉右沉细弦，左寸关沉细、尺弱。

小便不利，少痰，苔腻脉沉，痰饮之象。

口干，眠差，阳明虚热之征。

左尺弱、久立腿颤，下焦精血不足。

血虚虚热失眠之防己地黄汤证。

小便不利，加茯苓利尿，且能合桂枝、防己除湿饮。

防己 6g　炙甘草 6g　桂枝 10g　茯苓 12g

防风 10g　熟地黄 90g

二诊：2018 年 9 月 20 日。

平卧胸闷改善，凌晨 1 点～3 点多数能入睡，既往难入睡，疾行或上 2 层气喘，大小便调，口干，阵阵汗出。舌胖淡红，苔薄腻，脉右沉细弦，左寸关沉细、尺弱。

药后胸闷、睡眠改善，方证基本对应。

仍有气喘，合生脉散益气养阴，增强补虚之能。

前方加生晒参 12g，麦冬 15g，五味子 10g，21 剂。

三诊：2018 年 10 月 11 日。

既往平卧胸闷，现已缓解，既往膝盖疼，打颤，现已缓解，既往晚 10 点入睡，11：30 醒，凌晨 4 点再入睡，现晚 10 点能睡至凌晨 2 点，醒后天亮前再入睡，中午能午休半小时（既往午睡最多 10 分钟），大小便调，视物模糊 2 年。舌胖淡红，有裂痕，苔薄白，脉右沉细弦，左寸关沉细、尺弱。

诸症均减，方证相合。

视物模糊，加菊花明目，增量地黄加强填精之力。

9 月 20 日方熟地黄改为 120g，加菊花 10g，14 剂颗粒。

四诊：2018 年 10 月 25 日。

病情平稳，视物模糊如前，头汗出减少，体力增。近来项背不适，剧时恶心，纳减，口微干，大小便正常。舌胖淡红，有裂，痕苔薄，脉右沉细弦，左寸关沉细、尺弱。

项背不适，葛根证。

恶心纳减，痰饮之象。

加葛根、姜半夏，熟地黄改回 90g，防其碍胃。

9 月 20 方加葛根 30g，姜半夏 10g，28 剂。

五诊：2018 年 11 月 29 日。

病情较稳定，天冷后气道似有痰，不畅，睡眠稳定，晚上 10 点到凌晨 3 点为睡眠时间，之后能再睡，既往上 2 楼气喘，现能跳广场舞，视物模糊，恶心已，项背不适减轻。舌胖淡红，苔薄腻，脉沉细弦，左尺弱。

诸症均减，饮食如常，恶心缓解，去姜半夏，增量熟地黄补益，加枳壳以行气宽中。

前方去姜半夏，熟地黄改 120g，加炒枳壳 10g。

防己 6g　炙甘草 6g　桂枝 10g　茯苓 12g

防风 10g　熟地黄 120g　生晒参 12g　麦冬 15g

五味子 10g　葛根 30g　炒枳壳 10g

30 剂颗粒

按语： 防己地黄汤以六经辨证应用报道资料少见，多从脏腑辨证指导应用，本患尽管以呼吸症状为主诉，但亦有睡眠问题，依据舌脉症表现，下焦精血不足，内有痰饮虚热，与本方对应病机基本一致，投方后果然效果明显，患者特送锦旗致谢。本方应用地黄剂量不能小，总以 90g 以上为宜。

第六十八节
壮年体弱靠人扶，经方七剂能散步

薯蓣丸

《金匮要略·血痹虚劳病脉证并治》:"虚劳诸不足，风气百疾，薯蓣丸主之。"

薯蓣丸是补虚之方，内含八珍汤、逍遥散、桂枝汤等方，总属太阴之方。

原文提到风气百疾，提示该方治疗的疾病很多，而呼吸疾病与风气关系密切，无论内外之风，都易导致咳喘发作。

恩师武维屏教授将呼吸疾病与风的关系概括为"外风始受于肺，内风始生于肝"，急慢性支气管炎、感冒后咳嗽、慢阻肺、哮喘等均与外风侵袭相关，因此呼吸疾病稳定期的扶正补虚，薯蓣丸为比较理想之方。

肺癌患者放化疗后体虚明显，薯蓣丸也十分好用。注意本方药性虽然平和，但化痰清热药少，因此一些稳定期痰热仍盛者不宜应用，比如支气管扩张，我在临床上也碰到过应用薯蓣丸而出现痰多内热者，但掌握好患者证候，一般出现内热的较少。

病案：

于某，男，37岁。

初诊：2018年12月18日。

主诉：发现肺癌半年。

5月因胃脘不适于当地医院体检发现胸水，住威海市立医院，经检查诊断为肺癌，胸腔镜病理诊断为腺癌，未行放化疗治疗，一直服用中药，曾服十枣汤。

近4天口服吉非替尼，复查肿瘤较前增大。

刻下：左胸满，不咳，少痰，大便不成形，面色萎黄，形体消瘦，知饥纳少，疲乏无力，被家属搀扶走入诊室，胸部有胸水引流管及引流袋，眠可，日服吗啡两片止痛。舌暗，苔薄，脉虚弦。

2018年12月10日肺CT：左肺中心型肺癌并肺不张，左侧部分肋骨及胸椎转移。右肺不除外转移，双侧胸腔及心包大量积液。

肿瘤消耗气血，十枣汤逐水而伤津，西药损伤胃气，谷不入，半日则气衰。面色萎黄，形体消瘦，疲乏无力，津血不足。

脉虚而弦，正虚而有饮。

舌暗，苔薄，血滞而邪不盛。

病在太阴，气血不足，水饮内停，血滞邪微。

薯蓣丸最恰，加白花蛇舌草清热解毒。

山药30g　大枣20g　炙甘草20g　干姜3g

白蔹2g　桔梗5g　茯苓5g　柴胡5g

人参7g　阿胶7g（烊化）　川芎6g　白芍6g

杏仁6g　防风6g　麦冬6g　炒白术6g

大豆黄卷10g　生地黄10g　焦神曲10g　桂枝10g

当归10g　白花蛇舌草30g

7剂，水煎服，日1剂，早晚分，2次服。

二诊：2019年1月8日远程视频。

服药后体力明显改善，面色红润，自己在客厅散步，声音洪亮，与3周前就诊判若两人。饮食二便均好，唯大便偏软，既往腹胀明显，现已缓解，胸水引流管已于1日顺利拔除。未见明显不适。舌淡暗，苔薄，脉未查。

视频所见疗效惊奇，正气渐充，效不更方。

加生薏苡仁以除湿化痰，且薏苡仁有抗癌作用。

前方加生薏苡仁15g，14剂，水煎服，日1剂，早晚分2次服。

守方服药近两个月，患者一直状况不错，病情稳定。

己椒苈黄丸

《金匮要略·痰饮咳嗽病脉证并治》："腹满，口舌干燥，此肠间有水气，己椒苈黄丸主之。"

本方由防己、椒目、葶苈子、大黄组成，为阳明之方。

原文描述方证主症为腹满口干，病机为肠间水气，其为四饮之中痰饮之方，从痰饮可知，当有水走肠间、沥沥有声之症。

肺与大肠相表里，肠间有水，腹满可致呼吸喘满，一些慢阻肺等呼吸病患者可出现此方证表现。

病案：

杨某，男，64岁。

初诊：2006年3月8日。

主诉：咳嗽喘息两个月。

FEV_1 46.7%，形瘦肤黑，口干，腹胀肠鸣，胸闷，大小便正常。舌淡红，苔薄白，脉沉。既往COPD病史。

咳嗽喘息，口干，形瘦肤黑，腹胀肠鸣，脉沉，内有痰饮，己椒苈黄丸证。

腹胀合厚朴生姜半夏甘草人参汤、四逆散理气消胀。

防己6g　椒目10g　葶苈子15g　熟大黄5g

厚朴6g　干姜5g　清半夏10g　炙甘草5g

太子参 15g　柴胡 12g　赤芍 10g　枳实 10g

7 剂

二诊：2006 年 3 月 16 日。

腹胀明显减轻，咳嗽喘息基本缓解，觉口干苦，二便正常，舌红，苔薄白，脉沉。

药后咳喘缓解，腹胀明显减轻，方证基本正确。

增量防己、厚朴、椒目加强理气消胀祛水之力。

口苦，病转少阳，加黄芩取小柴胡汤以和解少阳，疏利三焦。

前方加量防己、厚朴为 10g，椒目 15g，加黄芩 10g，7 剂。

三诊：2006 年 3 月 28 日。

诸症悉减，已无肠鸣腹胀，活动后有时气短，舌淡红，苔薄白，脉滑。

诸症悉平，加量太子参、白术加强健脾扶正之力，加大腹皮防补益壅滞。

柴胡 12g　赤芍 10g　枳实 10g　炙甘草 5g

熟大黄 5g　清半夏 10g　厚朴 6g　干姜 5g

太子参 30g　黄芩 10g　炒白术 10g　大腹皮 10g

7 剂

第七十节
肿块术后咳痰喘，经方联用症易缓

木防己汤

《金匮要略·痰饮咳嗽病脉证并治》："膈间支饮，其人喘满，心下痞坚，面色黧黑，其脉沉紧，得之数十日，医吐下之不愈，木防己汤主之。虚者即愈，实者三日复发，复与不愈者，宜木防己汤去石膏加茯苓芒硝汤主之。"

木防己汤由防己、石膏、桂枝、人参组成，本方为太阴阳明合病之方，适用与支饮内停，饮郁化热。

因有桂枝，可兼顾外证。痞坚之处，必有伏阳，故原方用石膏清热解凝。若石膏不效，换为芒硝软坚散结。

麻黄配石膏发越水气，从麻杏石甘汤、大青龙汤、越婢汤来看，偏于上焦，而此方出现桂枝配石膏治疗水饮病，为饮停膈间，偏于中焦。

呼吸病中慢阻肺、肺心病、心衰时可出现木防己汤证。

病案：

史某，女，69 岁。

初诊：2014 年 3 月 24 日。

主诉：咳嗽咯痰 3 个月。

去年 12 月于中国医大体检时发现右肺肿块，今年 1 月 13 日在肿瘤医院予微创切除，病理为良性。

刻下：咳嗽、痰多、白黏痰、气短，手足心热，胃脘不适，嗳气，睡前易醒，背痛，夜尿多。舌胖暗红，苔薄，脉弦滑。

痰多色白，夜尿多，内有痰饮。

痰黏，手足心热，阳明里热。

考虑饮郁化热，太阴阳明合病。

胃脘不适，与"膈间支饮，其人喘满，心下痞坚"类似。

且病患偏实，小便不利，背痛看似有外证，木防己去石膏加茯苓芒硝汤为宜。

嗳气与原文"喘满"类似，合旋覆代赭汤。

防己 10g　桂枝 10g　党参 10g　茯苓 12g

玄明粉 5g（冲）　旋覆花 10g　代赭石 10g

清半夏 15g　生姜 15g　大枣 10g　炙甘草 6g

10 剂

二诊：2014 年 4 月 23 日。

服前药咳、痰、气短均明显改善。

刻下：偶咳、痰不多，背痛，咳嗽减，胃脘不适改善，手足心热减，大便畅，夜尿多。舌暗红，苔薄白，脉细滑。

诸症明显减轻，夜尿仍多，背痛仍存，前方继服。

前方 7 剂

【竹雨轩散墨】

忆秦娥·湿热痹

一女患，受风臂痛，手不能抬，激光理疗，效果不彰。除湿通络，竟获大效。经云：湿热不攘，大筋软短，小筋弛长。软短为拘，弛长为痿。信乎！

湿热痹，

受风三日臂不举。

臂不举，

脉右滑细，

舌苔黄腻。

清热利尿膏滑石，

祛风止痛木防己。

木防己，

加减随证，

一剂痛去。

2019 年 9 月 5 日

第七十一节
气逆作咳病十年，起始病位是关键

奔豚汤

《金匮要略·奔豚气病脉证治》："奔豚，气上冲胸，腹痛，往来寒热，奔豚汤主之。"

奔豚汤由葛根、半夏、生姜、川芎、芍药、当归、黄芩、甘草、李根白皮组成，方中内含小柴胡汤，往来寒热亦为少阳之特点，半夏、生姜、李根白皮化饮，故本方为少阳太阴合病之方。

奔豚气上冲胸，会出现胸闷、气短、喘憋、咳嗽等症，因此呼吸疾病常有应用本方的机会，我在临床上遇到一些久咳不愈、慢阻肺、心衰患者出现奔豚证，应用本方效果很快。

值得注意的是，本方证可如奔豚描述的气从少腹上冲，也有人气从膻中附近上冲。六经辨证符合少阳太阴合病特点，即可考虑应用本方。

病案：

杜某，男，66 岁。

初诊：2016 年 1 月 27 日。

主诉：咳嗽 10 年。

10 年来每逢冬季咳痰，今年加重，气逆。11 月初于中日医院服中药，痰消，气逆未除。

现每日下午 3 点易作，气从小腹上冲于口咽，喷嚏，胸憋，得矢气亦解，服茶碱则胃脘不适，气逆易作，恶冷食，大小便正常。舌暗有裂纹，苔薄腻，脉沉弦。

喷嚏、脉沉弦，内有痰饮，太阴病。

定时发作，气逆作咳，考虑少阳病。

少阳太阴合病，气从小腹上冲，胸憋。

方证辨证考虑奔豚汤证。

葛根 15g　生姜 15g　清半夏 15g　川芎 6g

当归 6g　白芍 6g　黄芩 6g　炙甘草 6g

桑白皮 30g

5 剂

二诊：2016 年 2 月 1 日。

气逆次数、程度均减，近两日下午 5～6 点发作，总体病减 5 分，既往发作时不能忍，现能忍受，药难闻，但服药自觉舒适，大便正常，小便晨起淋沥，舌暗红，苔薄黄有裂，脉沉滑。

5 剂而症状减半，方证相合，前方继服。

前方 7 剂

按语： 咳嗽而见奔豚汤证者临床并不多见，此患者比较典型，呈现气从小腹上冲，且咳嗽胸憋，六经辨证也符合奔豚汤少阳太阴合病。

笔者亦遇到气逆不是从小腹，而是自胸中气逆，用奔豚汤亦有效果，不过起效不会特别迅速。

若从胃脘上冲，则多为苓桂术甘汤证，因此气逆的起点也是辨证时的重要参考。

白虎汤

《伤寒论》第 176 条："伤寒，脉浮滑，此表有热，里有寒，白虎汤主之。"

《伤寒论》第 219 条："三阳合病，腹满身重，难以转侧，口不仁，面垢，谵语遗尿。发汗则谵语，下之则额上生汗，手足逆冷。若自汗出者，白虎汤主之。"

《伤寒论》第 350 条："伤寒，脉滑而厥者，里有热，白虎汤主之。"

白虎汤是经典的阳明病方，适用于阳明里热证。

里热熏蒸，肺热气逆，可见咳喘，临床呼吸疾病单纯白虎汤证虽然少见，但也会遇到，或与他方合用，比如与柴胡汤合方而成柴白汤，治疗少阳阳明合病之发热，与大柴胡汤相对，一则偏于里热，一则偏于腑实。

病案：

王某，女，40 岁。

初诊：2016 年 9 月 7 日。

主诉：咳喘 10 余年。

于当地医院诊为 COPD，现咳嗽，气喘，口干渴剧，汗出，咳白痰质稀，量多，大便日 2 次，成形，小便可，舌暗红，苔薄黄有裂纹，脉弦滑。

口干剧，汗出，脉弦滑，阳明里热之白虎汤证。

舌红有裂，津液不足，舌暗有瘀血，合玉女煎养阴活血。

痰稀量多，考虑热盛津液敷布异常。

白虎汤合玉女煎，原方粳米用山药代替，加牛蒡子与山药配合，止咳平喘（张锡纯经验）。

生地黄 15g 熟地黄 15g 生石膏 30g 知母 10g

牛膝 12g 麦冬 15g 当归 10g 怀山药 15g

牛蒡子 10g

7 剂自煎

二诊：2016 年 9 月 14 日。

口干好转，口苦，咳喘愈，痰明显减少，大便日 3 次，仍汗出，纳食可。舌暗红，苔薄黄，脉弦滑。

服药咳喘愈，痰量减，口干好转，首诊处方思路正确。

大便次数增多，怀山药增量以护胃。

前方怀山药改为 30g，7 剂，免煎颗粒。

按语： 白虎汤治疗咳喘报道不多，本例患者表现口渴汗出，舌红，脉弦滑，一派阳明里热之象，故用白虎汤，因舌有裂纹，舌质暗，故采用玉女煎法养阴活血。

痰白稀，从热盛津液不归正化考虑，没有过多应用化痰饮之品，其实《神农本草经》载知母利水，《备急千金要方》载麦冬利水，两药都有利水之功，对咯痰亦有效果。

竹叶石膏汤

《伤寒论·辨阴阳易差后劳复病证并治》："伤寒解后，虚羸少气，气逆欲吐者，竹叶石膏汤主之。"

竹叶石膏汤是热病后期一张名方，仍属阳明方。

与白虎加人参汤比较，该方热象偏轻，虚象更重。故《医宗金鉴》道此方"以大寒之剂，易为清补之方。"

《张氏医通》载"上半日嗽多，属胃中有火，竹叶石膏汤降泄之"，可供参考。

临床上一些肺部感染经抗生素治疗过后，热虽退，仍有咳嗽、气喘、咯痰，此时竹叶石膏汤是一个较好的选择。

病案：

贾某，男，43岁。

初诊：2018年1月8日。

主诉：咳嗽半个月。

半个月前感冒后咳嗽，胸片：肺纹理增粗。服抗生素，现咳嗽，少痰色白，胸热不适，口干，纳可，大便正常，舌红，苔薄黄腻，脉细弦。

胸热不适、口干舌红脉细，阳明虚热证之竹叶石膏汤证。

苔黄腻，内有湿邪，加芦根、滑石渗湿于热下。

竹叶 10g　生石膏 30g　清半夏 10g　南沙参 12g

炙甘草 6g　怀山药 15g　干芦根 15g　滑石 10g

麦冬 12g

14 剂颗粒

二诊：2018 年 1 月 22 日。

病情明显减轻，咳止，胸热减轻，大便正常，精神明显改善，舌红，苔薄黄腻，脉细滑。

咳止，胸热减轻，方证基本准确。

苔仍薄黄腻，湿热未尽，增量芦根，加焦神曲以消导。

前方芦根 30g，加焦神曲 10g，30 剂颗粒。

按语：患者胸热，易考虑阳明郁热之栀子豉汤，但本患并无胸闷胸痛之表现，但从阳明余热未净入手，择竹叶石膏汤而确实得到改善。二诊胸热减而未除，若首诊合用栀子豉汤是否效果更佳，值得探讨。

第七十四节
发热两月关节痛，明辨表里治坏病

白虎加桂枝汤

《金匮要略·疟病脉证并治》："温疟者，其脉如平，身无寒但热，骨节疼烦，时呕，白虎加桂枝汤主之。"

白虎加桂枝汤由白虎汤加桂枝组成，本方为太阳阳明合病之方。

白虎汤清阳明里热，加桂枝解太阳之表。

呼吸科若见到发热患者呈现表里合病，太阳阳明合病，白虎加桂枝汤是一个选择。

病案：

程某，女，70岁。

初诊：2021年4月1日。

主诉：间断发热2月余。

患者于2021年1月无明显诱因出现发热，多为午后发热，最高体温可达38.4℃，伴双侧膝关节疼痛，扪之热，无红肿，伴周身酸痛不适，无寒战，无腹痛腹泻，无恶心呕吐，无尿频尿急，无皮疹。

2021年1月于大名县人民医院住院治疗，腹部超声示多发性肝囊肿、胆囊炎，予抗感染等对症处理，效果不佳。

2021年2月6日患者以"发热原因待查"收入河北工程大学附属医院呼吸科病区，考虑感染性发热可能性大，不除外结核及血液系统疾病，予抗感染、补钾治疗，效果不佳，后于当地诊所继予输液治疗，反复确认后患者诉具体用药不详，效果不佳，仍有间断发热。

刻下症：间断发热，多为午后发热，目前体温波动在36.7℃～38.3℃，伴双侧膝关节疼痛，扪之灼热，无红肿，伴周身酸痛不适，无寒战，站起时自觉从胁肋至双腿外侧窜痛。

无腹痛腹泻，无恶心呕吐，无尿频尿急，无皮疹，无明显咳嗽咳痰，无心慌心悸、无胸闷胸痛、无反酸烧心，口干，咽干，无口苦，纳谷不香，眠可，大便两日一行，初头硬。舌淡胖少苔，脉细弦。

发热、周身不适、窜痛，太阳表证。

发热、口干、便干，阳明里热证。

少苔脉细，津液已伤。

处方白虎加桂枝汤加人参补津液。

生石膏 60g　知母 10g　怀山药 15g　炙甘草 6g

生晒参 10g　桂枝 10g

煎服法：水煎服，1 日 1 剂，1 剂 2 次。

二诊：2021 年 4 月 8 日。

4 月 2 日发热好转，体温下降，波动在36.5℃～37.1℃，之后体温一直在正常范围内，最高 36.7℃，无明显发热恶寒，口干，咽干好转，大便干好转，大便成形。膝关节疼痛好转，扪之灼热好转。仍然纳谷不香，眠可。

站起时自觉从胁肋至双腿外侧窜痛，限制行走。4 月 7 日复查血 CRP、IL-6、血沉，均较前下降。舌淡暗少苔，有裂纹，脉沉细滑。

热退痛减，胁肋至双腿外侧窜痛，少阳见症。

少苔有裂，脉细，津血不足。

舌暗，瘀血之象。

处方小柴胡汤合四逆散、四味健步汤，加秦艽、防己清虚热止疼痛。

柴胡 12g　黄芩 10g　天花粉 12g　生姜 10g

大枣 10g　北沙参 10g　炙甘草 6g　炒枳壳 10g

白芍 10g　丹参 10g　石斛 15g　秦艽 12g

防己 10g　怀牛膝 15g

煎服法：水煎服，1 日 1 剂，1 剂 2 次。

按语： 本患发热两月余，但从就诊时表现仍有关节疼痛之外证，而里热之口干、鼻干、便干，膝关节局部触诊扪之烫手，阳明里热无疑。

发热日久，且常退热药物发汗，津液已伤，故白虎加桂汤与白虎加参汤合方，药进而热退。后来患者出院后曾于门诊继续治疗，发热一直未作，而疼痛没有尽解，但比住院前明显减轻。

经

方

拍

案

第七十五节
喘憋面疹身痛楚，狼疮肺病重解毒

升麻鳖甲汤

《金匮要略·百合狐惑阴阳毒病脉证并治》："阳毒之为病，面赤斑斑如锦纹，咽喉痛，唾脓血。五日可治，七日不可治，升麻鳖甲汤主之。阴毒之为病，面目青，身痛如被杖，咽喉痛，五日可治，七日不可治，升麻鳖甲汤去雄黄、蜀椒主之。"

升麻鳖甲汤由升麻、鳖甲、蜀椒、当归、雄黄组成，以方测证，本方寒热并用，属厥阴方，功善清热解毒，兼温中燥湿。而升麻鳖甲汤去蜀椒、雄黄，则应为阳明方。

从其描述症状看，当今临床之红斑狼疮等免疫疾病有类似该病之处，而免疫类疾病可合并间质性肺病，此时可选升麻鳖甲汤透邪解毒，兼滋阴清热，软坚散结。

病案：

李某，女，58 岁。

初诊：2014 年 5 月 26 日。

主诉：喘憋咳嗽 8 月余。

2011 年于协和医院诊断红斑狼疮，服泼尼松龙，2 月前外感后喘憋，曾发热，协和医院胸部 CT：与 2012 年 3 月 21 日 CT 对比，本次新见右肺中叶不张，双肺磨玻璃样，密度较前明显增高，范围增大。诊断为间质性肺病，经中西医治疗，仍气喘，身痛，关节肿。

2014 年 2 月协和医院在既往泼尼松 40mg/d 基础上，加服雷公藤。

2014 年 4 月 9 日咳嗽痰多，胸背疼，口苦，便溏，经服用柴胡桂姜汤合当归芍药散、小柴胡汤合金水六君煎，效果不佳。

现面起斑疹，色鲜红，疼痛，咳嗽明显，痰多色白黏，咽痛，身痛，眠差，入睡困难，疲劳，口干，口苦，汗少，大便正常。舌胖淡暗，苔少，脉细滑。

面部红疹，身痛，疼痛，痰黏，口干苦，阳明病，升麻鳖甲汤去蜀椒、雄黄证。

痰多，舌胖，失眠，太阴痰饮，温胆汤。

入睡困难，疲劳，脉细，阳明虚热之酸枣仁汤证。

升麻鳖甲汤去蜀椒、雄黄合温胆汤、酸枣仁汤加土茯苓解毒除湿利关节。

升麻 10g　鳖甲 10g（先煎）　土茯苓 30g

当归 10g　炙甘草 6g　茯苓 12g　陈皮 10g

清半夏 15g　炒枳壳 10g　竹茹 10g　炒枣仁 30g

川芎 6g　知母 10g　生姜 15g　大枣 10g

14 剂

二诊：2014 年 6 月 9 日。

关节疼痛减轻，咳嗽减轻，睡眠差，入睡困难，胃痛，大便正常，口干，白痰量多。舌胖淡暗，苔薄，脉细滑。

药后关节疼痛、咳嗽减轻，方证基本正确。

睡眠仍差，脉细，口干，血虚阳浮，且关节疼痛可考虑外证，以防己地黄汤易酸枣仁汤、温胆汤。

胃痛考虑津虚气滞，合百合乌药汤养阴和胃理气。

前方去炒枣仁、川芎、知母、炒枳壳、竹茹，生姜、大枣，加防风 10g、防己 10g、桂枝 10g、生地黄 40g、百合 30g、乌药 6g，14 剂。

三诊：2014 年 6 月 23 日。

无咳嗽，痰量减少，关节疼减轻，入睡困难，胃痛减，大便正常。舌暗，苔薄，脉细滑。

症状续减，大便正常，方证基本对应。

脉细，舌暗，地黄增量，养血活血。

6 月 9 日方生地黄改为 60g，14 剂。

四诊：2014 年 7 月 7 日。症状续减，活动后气短、咳嗽明显减轻，偶咳，痰量明显减少，关节疼减，服法莫替丁后胃痛改善，大便正常，成形，现服用激素 35mg/d，舌胖嫩红少苔，脉细滑。

诸症明显减轻，方证对应，前方续服，14 剂。

按语： 本患为结缔组织病继发间质性肺病患者，虽经西药激素、免疫抑制剂治疗，仍身痛咳喘。

于门诊以柴胡类方服药月余不效，后从望诊面部红疹，结合身痛，加之西医诊断免疫疾病，从阴阳毒入手，选择升麻鳖甲汤去蜀椒、雄黄与温胆汤、酸枣仁汤合方获效。

后合入防己地黄汤，既能补精血，又可除寒湿，患者症状大减，《金匮要略》方原文描述虽简单，若能仔细揣摩，方证结合病机辨证，往往临床疗效出其不意。

侯氏黑散

《金匮要略·中风历节病脉证治》："治大风，四肢烦重，心中恶寒不足者。"

本方以方测证，当为太阳太阴少阳之方，《沈注金匮要略》云"直侵肌肉脏腑，故为大风。邪困于脾，则四肢烦重。阳气虚而风未化热，则心中恶寒不足"。

本方用白术、茯苓、人参、干姜补益脾气；菊花、防风、细辛、桂枝祛风散邪，重用菊花祛内外之风，当归、川芎养血活血，桔梗、矾石降气化痰，黄芩、牡蛎清热敛阴。

本方之要在补脾胃，祛风邪，呼吸疾病不少患者脾虚有痰，易有内外之风，故侯氏黑散亦有应用机会。

病案：

张某，男，31 岁

初诊：2017 年 11 月 16 日。

主诉：发现间质性肺病 1 个月。

上月于朝阳医院查肺 CT：符合间质性肺炎。住院查肺功能，弥散量正常，未确定与免疫相关，协和医院免疫指标均阴性，肺功能气道激发试验阳性，吸入舒利迭治疗效果不理想。现遇冷胸憋气喘，迎风流泪，无咳嗽，无痰，眠安，大便易溏。舌胖暗，苔薄，脉沉细滑。

大便易溏，脉沉滑，流泪，太阴病。

遇冷胸憋气喘、流泪，恶风冷，太阳病。

迎风流泪考虑少阳病。

予侯氏黑散补脾胃、化痰饮、祛风邪。

细辛 3g　茯苓 12g　当归 10g　桂枝 10g

川芎 10g　党参 10g　干姜 6g　生牡蛎 15g

菊花 20g　炒白术 20g　防风 10g　桔梗 10g

黄芩 10g　清半夏 10g

7 剂，免煎颗粒

二诊：2017 年 12 月 14 日。

既往跑 1 公里气喘，现可跑 2 公里，迎风流泪已，大便成形，近来用电褥子晨起口干，不苦，纳可，眠安。舌胖暗，苔薄，脉沉细滑。

药后活动后气喘明显改善，迎风流泪缓解，方证对应。

菊花按原方比例加量继服。

前方菊花 30g，14 剂，免煎颗粒。

按语： 侯氏黑散临床应用者不多，有限的报道所治疗疾病多以高血压之类为多。以方测证，本方所治中焦虚弱，内生痰饮，气血不足，邪气流连太阳少阳，呼吸疾病中一些患者当有应用机会，包括一些过敏症。

本例间质性肺病兼气道高反应患者，临床病机与侯氏黑散符合，用之获效。

第七十七节
喉中哮鸣胃脘胀，有是症则用是方

枳术汤

《金匮要略·水气病脉证并治》："心下坚，大如盘，边如旋盘，水饮所作，枳术汤主之。"

本方共枳实、白术两味药物，六经辨证当属太阴方。

枳实行气除满，白术健脾燥湿利水。因之本方适合气水同病，以心下坚满为主症。

呼吸疾病中以胃脘胀满为主要表现者不少，有学者报道以枳术汤治疗肺心病、心衰脘闷水肿者。若咳喘兼有胃脘胀满，水气同病者，枳术汤可以作为可选之方。

病案：

徐某，女，47岁，甘肃人。

初诊：2014年5月6日。

主诉：喘咳10余年，加重2年。

于当地医院查肺功能，诊断为哮喘，吸入舒利迭、万托林效果不显。

刻下：喉中哮鸣，喘息，咳嗽，晨有痰，质黏，口苦，胃胀，嗳气，大便正常，舌胖淡红，苔薄，脉弦滑。

咳嗽喘息，喉中哮鸣，有痰，太阴病，射干麻黄汤证。

口苦，少阳柴胡证。

胃胀嗳气，脉弦滑，内有痰饮，枳术汤证。

痰黏，加生石膏解凝。

射干 10g　炙麻黄 6g　紫菀 10g　款冬花 10g

清半夏 10g　生姜 10g　大枣 10g　细辛 3g

五味子 15g　柴胡 12g　黄芩 10g　枳实 10g

炒白术 10g　生石膏 30g

7 剂

二诊：2014 年 5 月 13 日。

病情明显减轻，无痰鸣，痰少，大便成形，嗳气止，饮水胃胀，平素不胀，大便可，舌淡红，苔薄，脉细滑。

诸症大减，方证对应。

饮水胃胀，加茯苓合白术健中。

前方加茯苓 12g，7 剂。

按语：本患是哮喘患者，有典型的射干麻黄汤证，但兼有胃胀、嗳气，脉象弦滑，内有痰饮气滞，阻塞中焦，故合用枳术汤。

不但咳喘得平，胃胀、嗳气亦止。二诊饮水则胃胀，与《金匮要略》中提到"凡食少饮多，水停心下，甚者则悸，微者短气"类似，即患者中焦虚弱，饮水易停滞中焦，则出现胃胀，更说明首诊胃胀是气水失和所致。

第七十八节
发热腹泻辨六经，方证精准一剂清

葛根芩连汤

《伤寒论》第35条："太阳病，桂枝证，医反下之，利遂不止，脉促者，表未解也，喘而汗出者，葛根黄芩黄连汤主之。"

本方从其临床表现结合方药来看，当属阳明湿热之方，以大便溏泻为主要表现，此大便多臭秽，或肛门灼热，舌苔多黄腻。

原文提到喘而汗出，临床该方证患者可见喘息，也可见咳嗽。

此外，按阳明经循行部位，循行鼻部及前额，因此一些鼻炎、鼻窦炎属于湿热者，葛根芩连汤有很多应用机会，可合用桔梗、薏苡仁等加强利湿排脓之力。

病案：

康某，女，34岁。

初诊：2017年11月27日。

主诉：发热两天。

间质性肺炎3年，形体肥胖，平素服中药治疗。两天前发热，无恶寒，无咽痛，汗出热不解，体温37.7℃，胃脘不适，痞满，凌晨3点腹泻1次，偶咳，晨起痰涕黄，今日大便1次，不成形，T 37.6℃。舌淡红，苔薄，脉细滑不静。

发热汗出，脘痞便溏，黄涕黄痰，感受外邪入里，阳明湿热，葛根芩连汤证。

葛根 24g　黄芩 6g　黄连 10g　炙甘草 6g

3 剂

二诊：2017 年 12 月 7 日。

服药 1 剂热退，痰色转淡，腹泻已，后服治疗间质性肺炎药物，现偶有痰淡黄或白，上班步行 20 分钟则咳，气道有痰声，20 分钟后缓解，之后无不适。大便基本成形，咳剧咽痒，口微干。舌淡红，苔薄，脉左沉细，右细弦滑。

服药热退痰白，说明葛根芩连汤对证。

现咽痒咳嗽，少阳证。

气道痰声，口微干，痰黄白相间，考虑胸膈郁之阳明病。

少阳阳明合病，少阳咳嗽，六味小柴胡汤。

胸膈郁热，气道有痰，大便刚刚成形，考虑栀子干姜汤证。

加蝉衣利咽止痒，当归止咳。

柴胡 12g　黄芩 10g　清半夏 10g　炙甘草 6g

干姜 10g　五味子 15g　炒栀子 10g　蝉衣 6g

当归 10g

14 剂